歯科衛生士臨床のための
Quint Study Club

プロフェッショナルケア編 ❶

新人歯科衛生士のための
ペリオドンタルインスツルメンテーション

ハンド & 超音波スケーラーの基本操作とシャープニングテクニック

監修：沼部　幸博
著：伊藤　弘
　　藤橋　弘
　　安生　朝子
　　長谷　ますみ
　　田島　菜穂子
　　風見　健一

クインテッセンス出版株式会社　2008

Tokyo, Berlin, Chicago, London, Paris, Barcelona, Istanbul, Milano, São Paulo, Moscow, Prague, Warsaw, New Delhi, Beijing, and Bukarest

監修のことば

　スケーリング、ルートプレーニングは歯周治療の基本である。この手技を的確に行うことが歯周治療の成否を決定するといっても過言ではない。それゆえ、スケーリング、ルートプレーニングに関する教科書、解説本は過去数多く出版され、それぞれの時代で歯科衛生士や歯科医師の臨床に大きな力を与えてきた。

　本書はペリオドンタルインスツルメンテーションをキーワードに、豊富な写真とイラストを用い、スケーリング、ルートプレーニングの基本から最新の概念までを、可能な限り視覚的に理解しやすいよう、あらゆる工夫が投入されており、歯周治療技術の修得・向上を志す、すべての人たち必携の書である。

　伊藤　弘氏はペリオドンタルインスツルメンテーションの総説を担当し、プラークや歯石の正体と、除去後の臨床症状の変化について解説し、歯周治療に占める重要性に言及している。藤橋　弘氏・安生朝子氏、長谷ますみ氏は、手用スケーラーの代表例である、グレーシーキュレットとユニバーサルキュレットの構造から使用方法を詳細に解説し、はじめてキュレットを手にした初心者にも理解しやすい内容となっている。また田島菜穂子氏は、ペリオドンタルインスツルメンテーションの強力なツールとなる超音波スケーラーの位置づけと使用方法を述べ、手用スケーラーにない特徴を生かした活用法について述べている。さらに風見健一氏は、手用スケーラーのシャープニングに焦点を当て、その重要性および実践方法を、氏独自の視点から、解りやすく、かつ詳細に図解している。

　このように、本書にはペリオドンタルインスツルメンテーションに関する主要なエッセンスが投入されており、臨床経験の浅い歯科衛生士や歯科医師にとっては基本から手技を理解するための教則本として、また臨床経験を積んでいる方々にとっては基本を振り返り、日常臨床の問題点を見出し、それを改善するためのアドバイザーまたはサポーターとしての役割を果たすことだろう。

　執筆者一同、多くの臨床の現場で本書が末永く活用されることを望んでいる。

　最後に、本書の刊行は、各章の執筆者に加え、クインテッセンス出版の木村　明氏の全身全霊を捧げた努力により実現されたものである。記して感謝の意を表したい。

日本歯科大学 生命歯学部 歯周病学講座
沼部幸博

CONTENTS

1. ペリオドンタルインスツルメンテーションとは　11

伊藤　弘

- 歯科衛生士によるインスツルメンテーションとは　12
- ペリオドンタルインスツルメンテーションの目的を整理しよう　13
- ペリオドンタルインスツルメンテーション対象の、
プラーク＆バイオフィルム、歯石を理解しよう　14
  プラークとはいったい何なのか？　14　／　バイオフィルムを理解しよう　15　／　歯石とは何か？　16
- 歯周ポケットについて理解しよう　17
- インスツルメンテーション①　歯石探知の方法　18
- インスツルメンテーション②　スケーリング・ルートプレーニングの方法　20
  スケーリングとは　20　／　ルートプレーニングとは　21　／　スケーリング・ルートプレーニングとは　21　／　スケーリング・ルートプレーニングの臨床例　22　／　スケーリング・ルートプレーニングで注意したいこと　22
- インスツルメンテーション③　デブライドメントの方法　23
  デブライドメントとは　23
- スケーリング・ルートプレーニングおよびデブライドメントの流れ　24
  まとめ　インスツルメンテーションの流れ　27

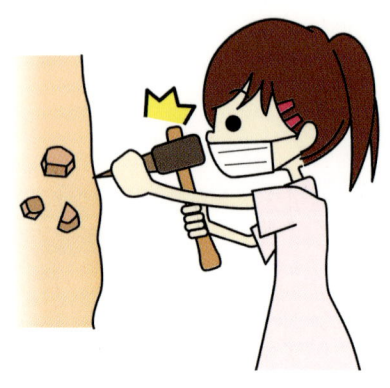
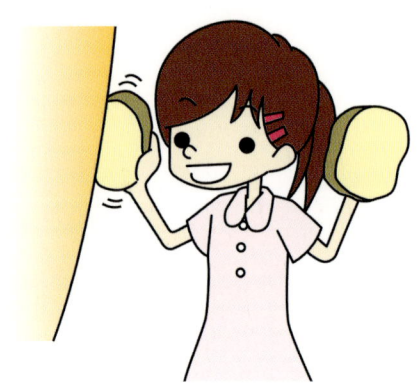

CONTENTS

2. グレーシーキュレットによるペリオドンタルインスツルメンテーション　29

藤橋　弘・安生朝子

- グレーシーキュレットの構造　30
  グレーシーキュレットの構造　30

- グレーシーキュレットの特徴と適応部位　31
  状況・目的に合わせて器具を選択するようにしよう　32

- グレーシーキュレットの基本的な使い方　33
  グレーシーキュレットの持ち方　33　／　施術部位別・ポジショニングの求め方　34　／　施術時のレストの求め方　35　／　グレーシーキュレットの歯周ポケットへの挿入方法　37　／グレーシーキュレットのストロークの仕方　38　／　器具別・部位別　グレーシーキュレットの活用法　40

- ぜひとも習得したいグレーシーキュレットのインスツルメンテーションテクニック　43
  ていねいなインスツルメンテーションで歯肉の改善を図ろう　43　／　外科手術時に、インスツルメンテーションの質をチェックしよう　44

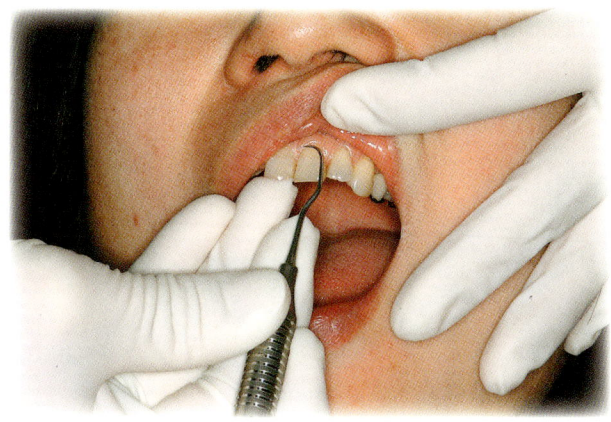
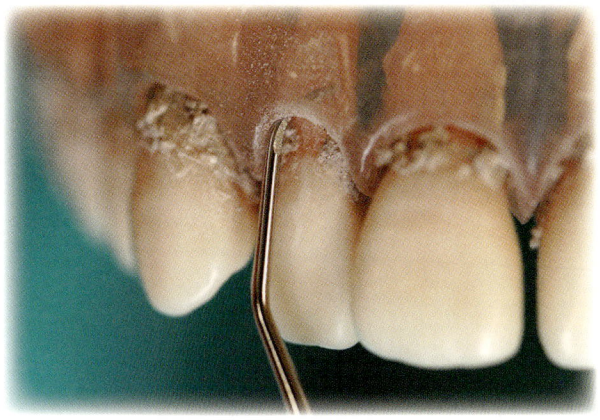

CONTENTS

3. ユニバーサルキュレットによるペリオドンタルインスツルメンテーション　45

長谷ますみ

- **ユニバーサルキュレットの構造　46**
  ユニバーサルキュレットの構造　46

- **ユニバーサルキュレットの特徴と適応部位　47**
  ユニバーサルキュレットの特徴　47　／　ユニバーサルキュレットの適応部位　49

- **ユニバーサルキュレットの基本的な使い方　50**
  ユニバーサルキュレットの持ち方　50　／　施術部位別・ポジショニングの求め方　51　／　施術時のレストの求め方　52　／　ユニバーサルキュレットの歯周ポケットへの挿入方法　54　／　ユニバーサルキュレットのストロークの仕方　58

- **ぜひとも習得したいユニバーサルキュレットのインスツルメンテーションテクニック　59**
  ユニバーサルキュレットの臨床応用例　60

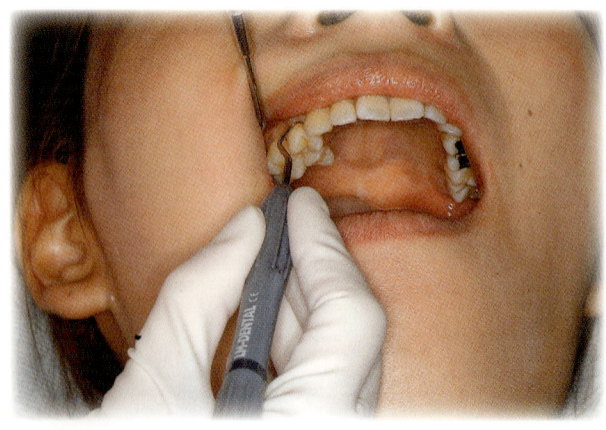
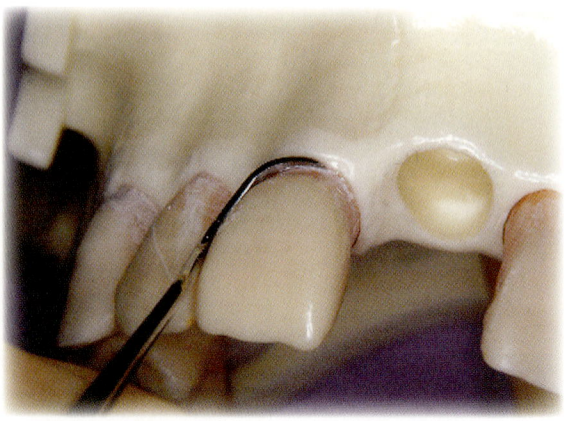

CONTENTS

4. 超音波スケーラーによるペリオドンタルインスツルメンテーション　63

田島菜穂子

- 超音波スケーラーを使いこなすための"基礎知識"を理解しよう　64
  - そのそも超音波って、何？　64　／　超音波スケーラーの除去原理　65

- 超音波スケーラーの構造　66

- スケーリング、メインテナンスなど微弱パワーで活用する超音波スケーラーの適応症　67

- 超音波スケーラーの基本的な使い方　71
  - チップの装着は、一瞬でギュッと　71　／　ハンドピースの持ち方　71　／　施術部位別・ポジショニングの求め方　72　／　施術時のレストの求め方　73　／　モード（パワー）の選択　75　／　チップの歯周ポケットへの挿入の仕方　76　／　チップの当て方・動かし方　78

- ぜひとも習得したい超音波スケーラーのインスツルメンテーションテクニック　80
  - インプラント治療後のメインテナンスにプラスチックチップを　80

- 超音波スケーラーだから注意したいこと　81
  - チップの管理は大切です　81　／　超音波スケーラー特有のトラブルを防止しよう　82

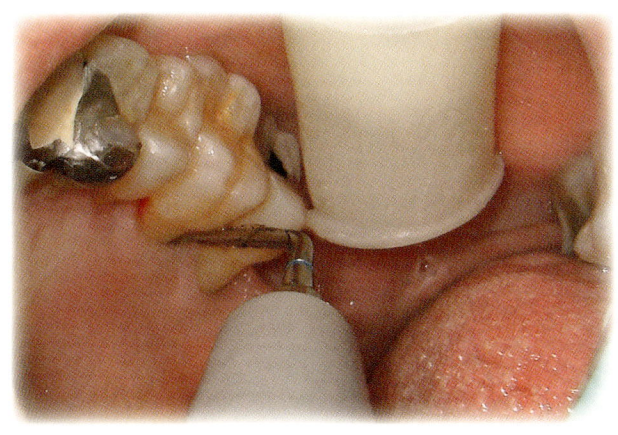
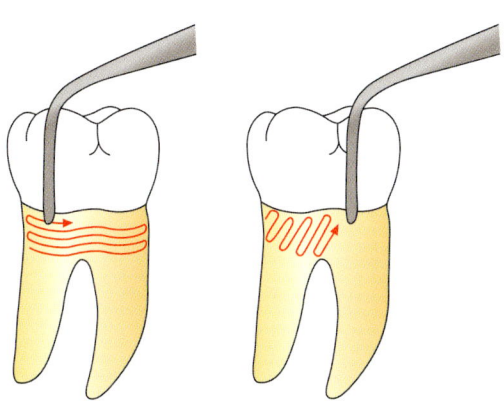

CONTENTS

5. 手用スケーラーのシャープニングテクニック　83

風見健一

- シャープニングとは？　84
    プロフェッショナルほど、シャープにメインテナンスしている　84　／　スケーラーにおける、切れる刃と切れない刃の違い　85

- シャープニングの目的は？　86
    すべては患者さんのために……　86　／　あなた自身のスキルアップのために……　86

- なぜシャープニングが苦手な臨床家が多いのでしょう？
  シャープニングが苦手な理由ベスト3　87
    その1　スケーラーの構造がわからない　87　／　その2　シャープなエッジとシャープでないエッジの違いがわからない　88　／　その3　シャープニングの必要性がわからない　88

- シャープニングの基本3原則　89
    基本原則1　スケーラーの構造を理解する　89　／　基本原則2　シャープさを見極める　～テストスティック～　92　／　基本原則3　変形しない研磨のコツを修得する　94

- シャープニングに必要な器材　95

- シャープニングをしてみよう　97
    シャープニングをするにあたってのポイント　97　／　グレーシーキュレットのシャープニング（かかと部・中間部）　98　／　シックルスケーラー＆ユニバーサルキュレットのシャープニング（かかと部・中間部）　100　／　先端部のシャープニングの仕方　101

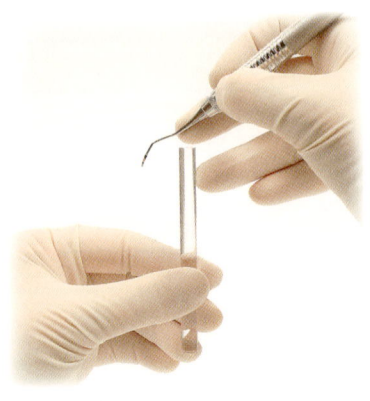
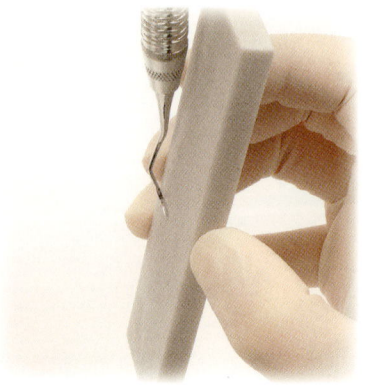

監修および執筆者一覧

監修

沼部幸博　日本歯科大学生命歯学部歯周病学講座・教授

執筆

伊藤　弘　日本歯科大学生命歯学部歯周病学講座・准教授

藤橋　弘　宇都宮市開業・藤橋歯科医院院長

安生朝子　藤橋歯科医院勤務・歯科衛生士

長谷ますみ　フリーランス歯科衛生士

田島菜穂子　ナグモ歯科赤坂クリニック勤務・歯科衛生士

風見健一　株式会社シャープニング・代表取締役
　　　　　www.sharpening.jp

（執筆順）

1 ペリオドンタル インスツルメンテーションとは

日本歯科大学　生命歯学部　歯周病学講座
伊藤　弘

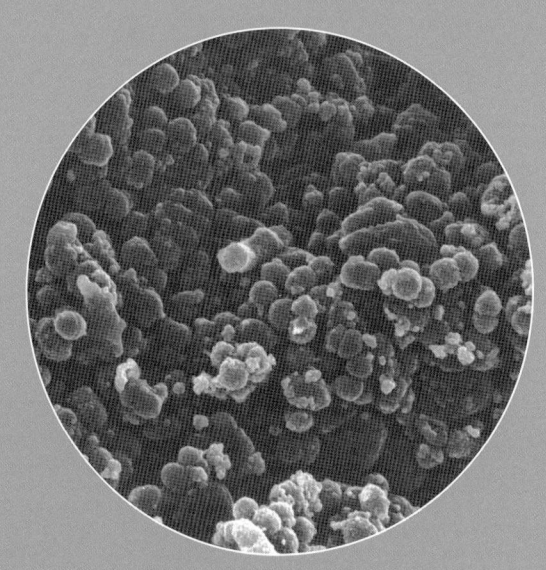

歯科衛生士による インスツルメンテーションとは

インスツルメンテーションとは、器具操作です。特に歯周領域では、ペリオドンタルインスツルメンテーション（歯周治療用器具操作）として捉えています（図1）。

歯科衛生士によるこれら一連の操作は、歯科医師の診査・診断のもと、治療計画に沿って行われます。また、浸潤麻酔の必要な場合は歯科医師に依頼し、歯科医師指導のもと、ペリオドンタルインスツルメンテーションを行います。

図1　歯科衛生士によるペリオドンタルインスツルメンテーション

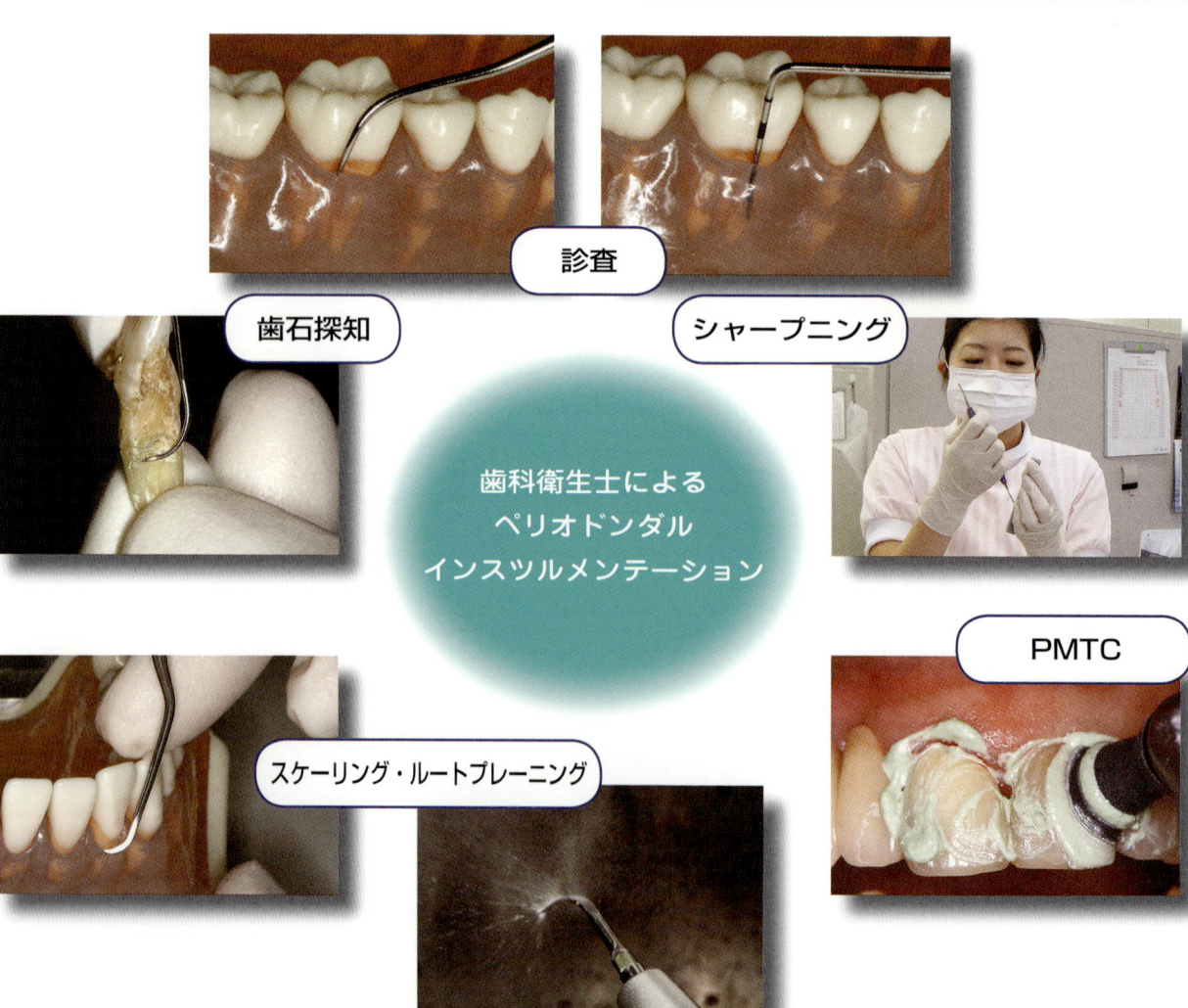

ペリオドンタルインスツルメンテーションの目的を整理しよう

図2　ペリオドンタルインスツルメンテーションの目的

①歯肉縁上・縁下に棲息する細菌性プラーク、もしくはバイオフィルムを機械的に破壊除去すること
②細菌の温床の場である歯石を取り除くこと
③細菌により汚染された根面をきれいにすること
④ポケットの中を、炎症の要因のないきれいな状態に保つこと

歯周病の原因は細菌感染です。ペリオドンタルインスツルメンテーションとは、簡潔にいえば歯周組織から歯周病の原因となる細菌と細菌により汚染されたものを除去することになります。
　その主な目的は、図2に示したものになります。

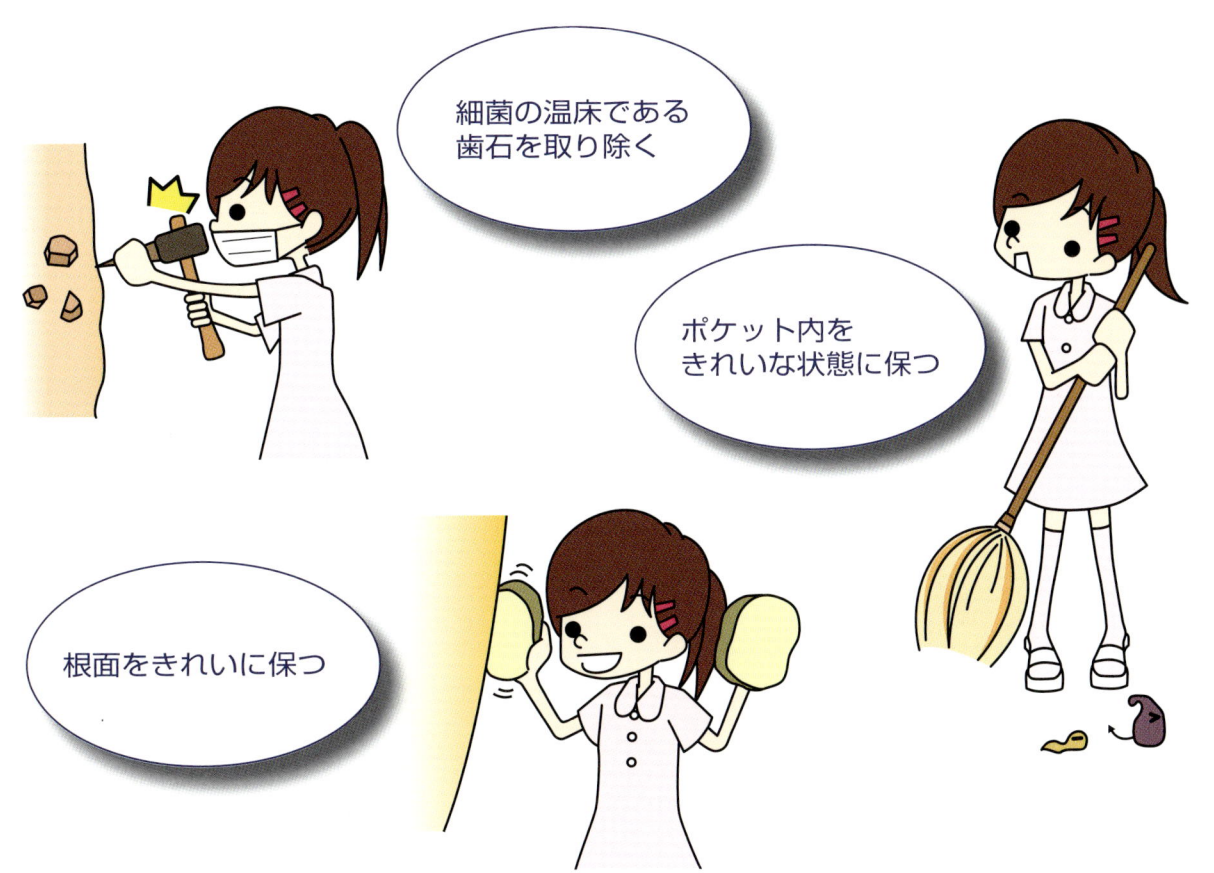

ペリオドンタルインスツルメンテーション対象の、プラーク&バイオフィルム、歯石を理解しよう

プラークとはいったい何なのか？

図3 プラークを見てみよう

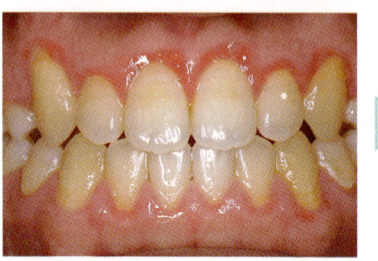
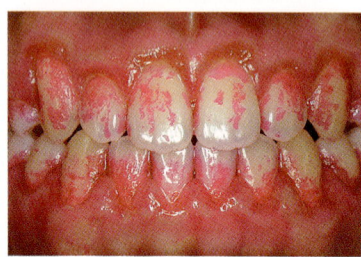

患者さんの口腔内をプラーク染色液で染めてみました。赤く染まったものがプラークです。

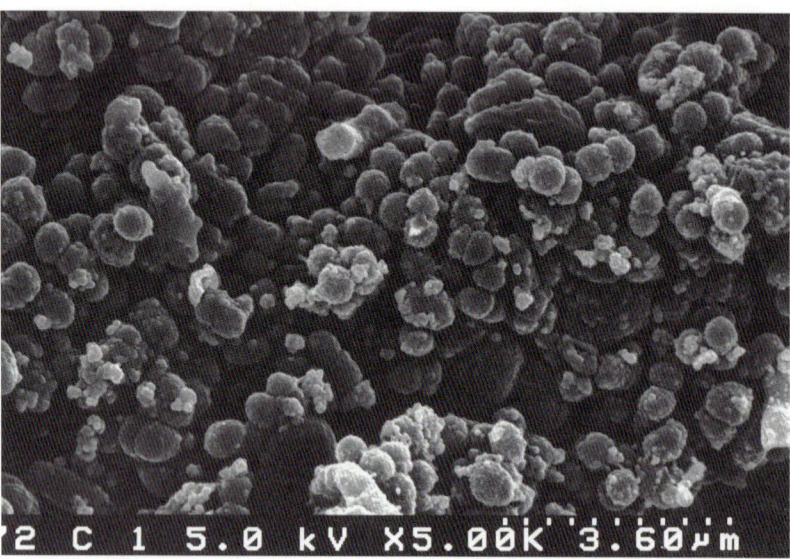

プラークの正体は、細菌の塊です。

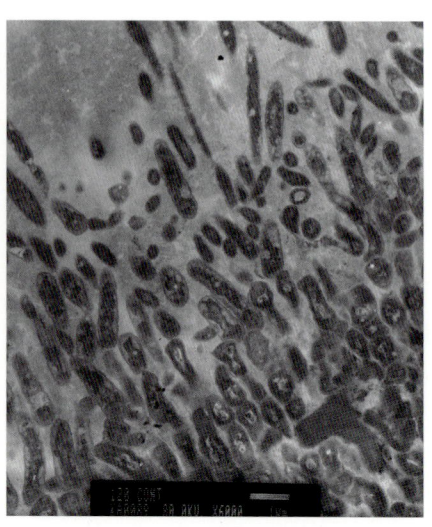

プラークとは、天然歯表面、もしくは人工物（義歯など）の表面に、付着形成された複数の細菌と、その産生物の集塊です（図3）。

特に、歯肉縁上と縁下に分けられています。

このプラークは、菌体外多糖で強く集団を形成している、すなわちバイオフィルムを形成しています。

よって、ペリオドンタルインスツルメンテーションでは、このバイオフィルムの破壊、除去が重要となります。

バイオフィルムを理解しよう

図4 バイオフィルムの正体、見たり！

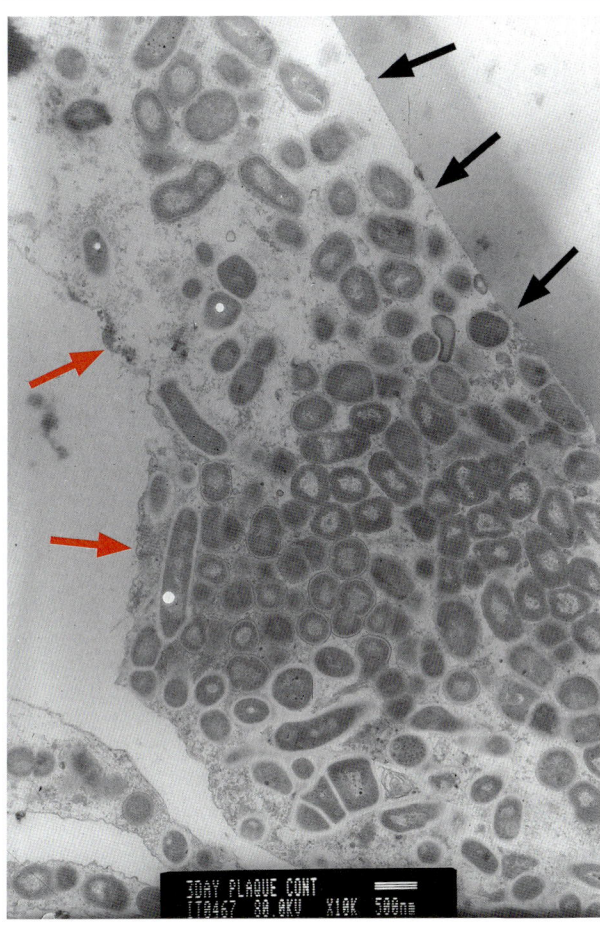

細菌が菌体外多糖を産生、多糖内で増殖し、異種細菌と凝集し、フィルム状に付着した細菌集団を、細菌バイオフィルムといいます。

自然界で細菌は、どこかに付着して、ヌルヌルした集団のバイオフィルムとして生存しています。

このバイオフィルムは、抗菌薬や消毒薬に対して強い抵抗性を持っています。

ゆえに機械的な対策をもって、このバイオフィルムに対抗しなければなりません。

図4は、口腔内で人工的に作成したシートの上（黒矢印）に形成されたバイオフィルム（赤矢印）です。バイオフィルムの中には、細菌が凝集されているのがわかります。

図5はバイオフィルムが形成されるまでの模式図です。細菌が層状に積み重なって形成されます。

図5 バイオフィルムができるまで

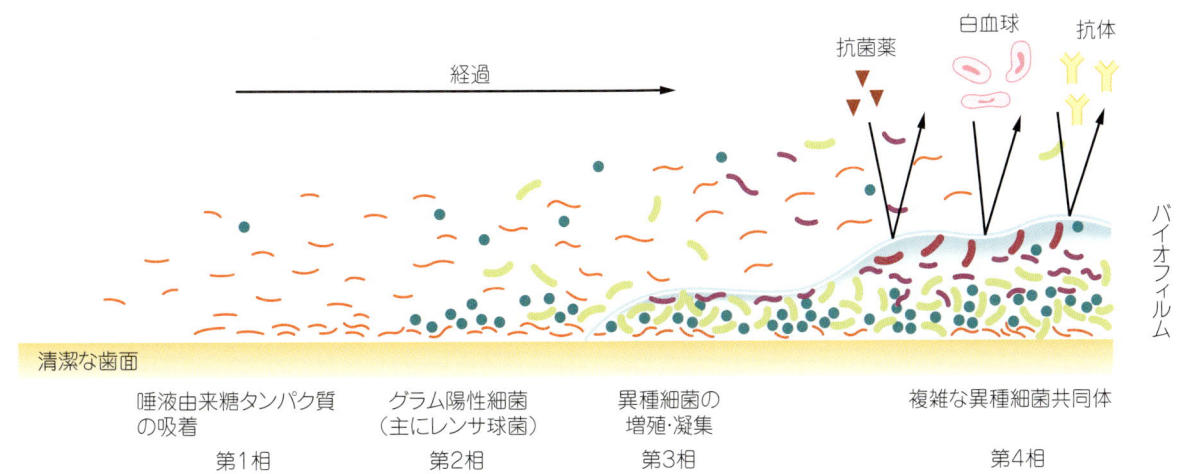

Marshall KC. Biofilms: An overview of bacterial adhesion, activity, and control at surface. Am Soc Microbiol 1992;58:202-207. より引用改変

歯石とは何か？

図6a 縁上歯石の例　こうなる前に除去しよう

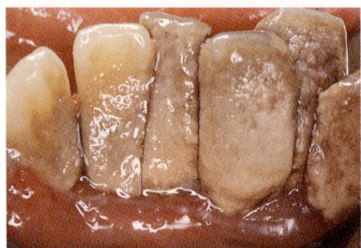
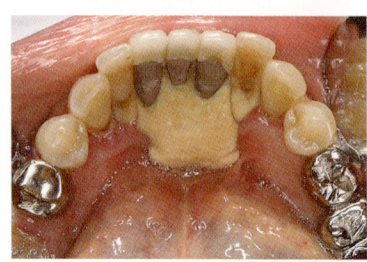
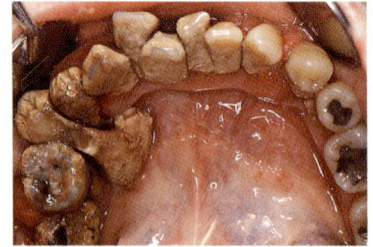
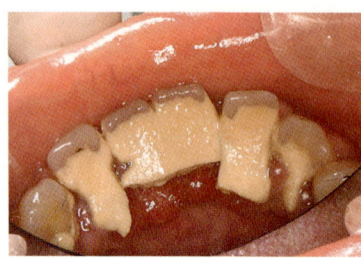

歯石は、プラークに唾液や血中のカルシウムイオンが結合して石灰化したものです。無生物であり、歯肉に直接炎症を惹起させる作用はありません。しかし、表面は多孔性でプラークの温床になります。ゆえに、歯石の除去は口腔清掃と同様に必要です。

歯石は、歯ブラシでは除去することはできません。そのままにしておくと、場合によってはとても大きくなります。図6のようになる前に、正しい診査のもと歯石を除去します。

図6b 縁下歯石の例

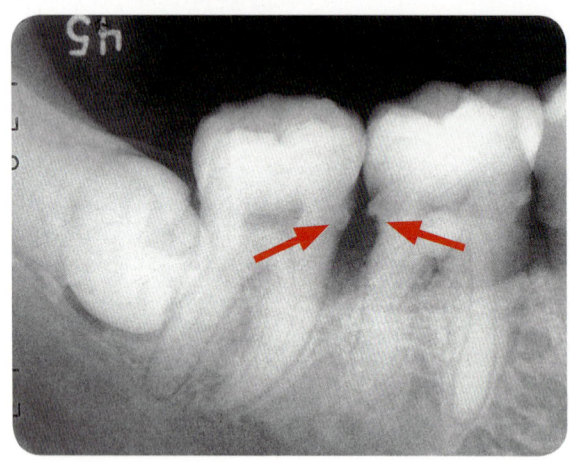
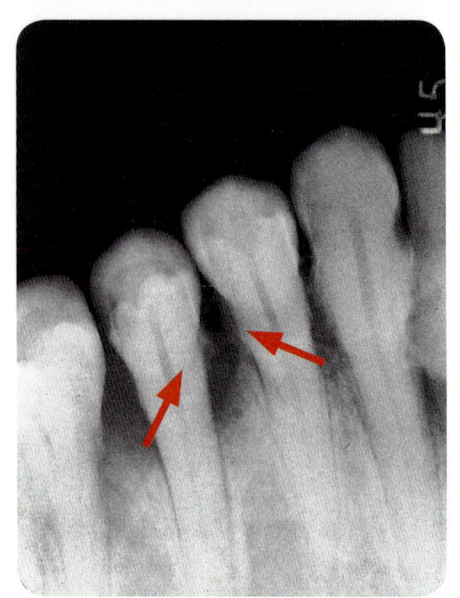

赤矢印のところなどに歯石が付着しています。また、歯石が付着している周囲の骨は、吸収像を示しています。

歯周ポケットについて理解しよう

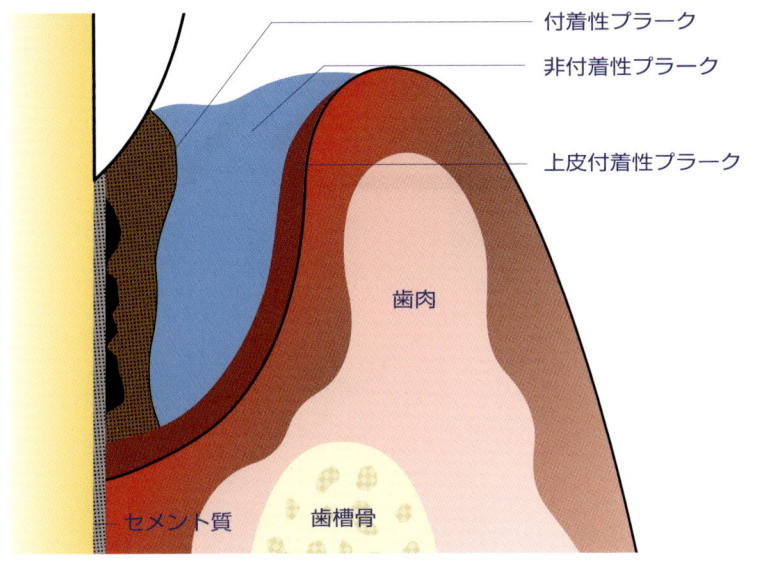

図7 歯周ポケット内は、細菌のすみ家！ これをきれいにするのが目的！

付着性プラーク
非付着性プラーク
上皮付着性プラーク
歯肉
セメント質　歯槽骨

細菌におかされた病的なポケットを、インスツルメンテーションによって健康なポケットに改善しましょう。

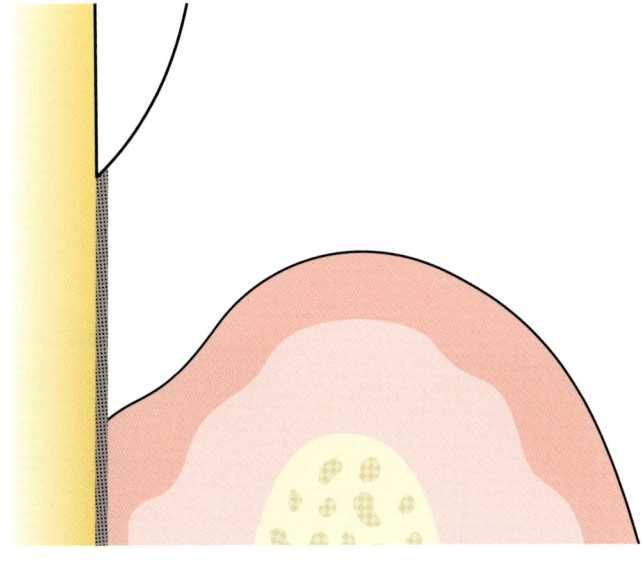

ポケットとは、歯肉溝が病的に深くなった状態です。特に歯周ポケットとは、歯と歯肉の付着（ポケット底）が、セメント－エナメル境より根尖方向に移動することにより生じたものです。

歯周ポケットの中は、プラーク（バイオフィルム）が付着し、まさに『細菌のすみ家』となっています（図7）。ペリオドンタルインスツルメンテーションによる歯肉縁下のインスツルメンテーションでは、このプラーク、歯石そして汚染された根面の除去が目的になります。

インスツルメンテーション①
歯石探知の方法

歯石探知とは、その文字のごとく、歯石を探すことです。

歯肉縁上の歯石であれば目で確認できますが、歯肉縁下の歯石はエックス線写真にて確認します。

しかし、根面にへばりついている歯石はエックス線写真では確認が困難です。プローブやエキスプローラーなどをポケットへ挿入して、指先に神経を集中し、プローブやエキスプローラーから指先に伝わるザラザラした感触（粗造感）を触診し、歯石の存在を確認します。

図8a　歯石探知の方法（基本）

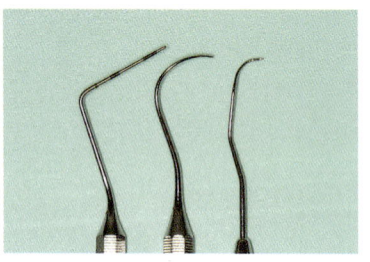

左から、プローブ、根分岐部用プローブ、そしてエキスプローラーです。とても細く、ポケット内へ挿入しやすい構造となっています。

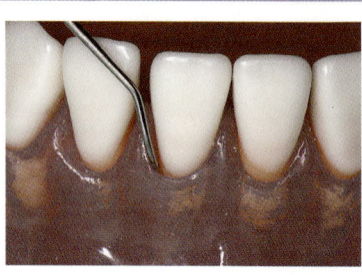

エキスプローラーを歯肉縁下に挿入したイメージ。指先に伝わるザラザラ感を感じます。

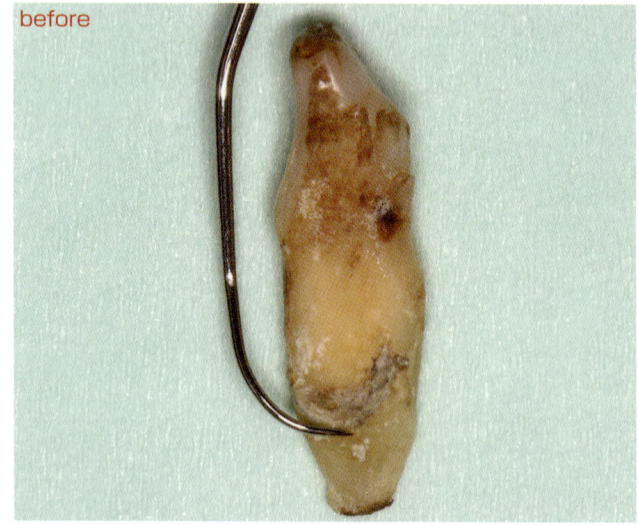

before

抜去歯を用いてのシミュレーション。エキスプローラーの先端が歯石に触れると、粗造感が指先に伝わります。

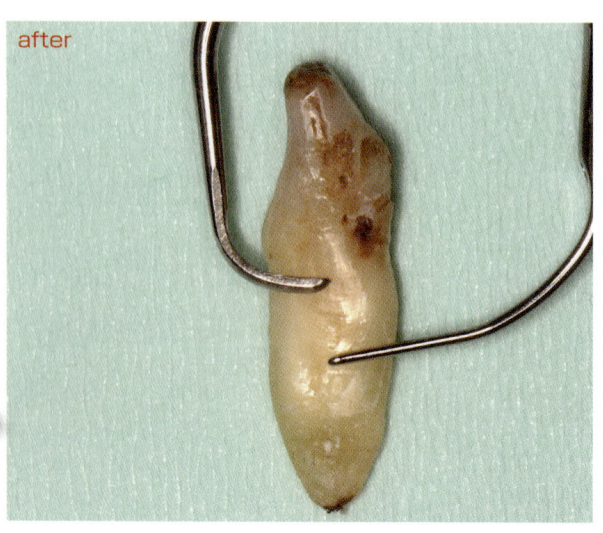

after

スケーリング・ルートプレーニングが達成されると、粗造感はなくなります。臨床では、エキスプローラーまたはスケーラーの先端で触診します。

図8b 歯石探知の方法（臨床現場での実際）

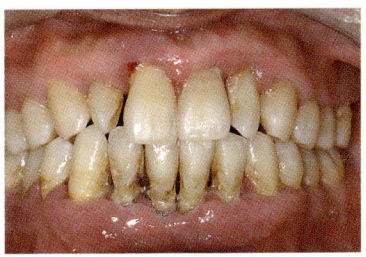
重度の歯周病罹患患者さんです。

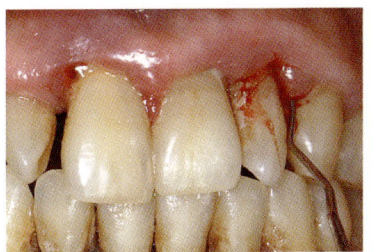
根面は粗造感を呈しています。

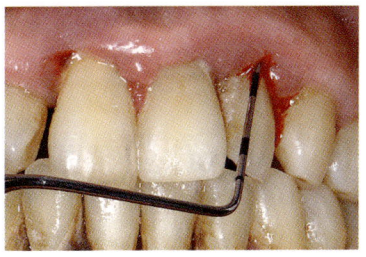
Bleeding on Probing（＋）の状態です。

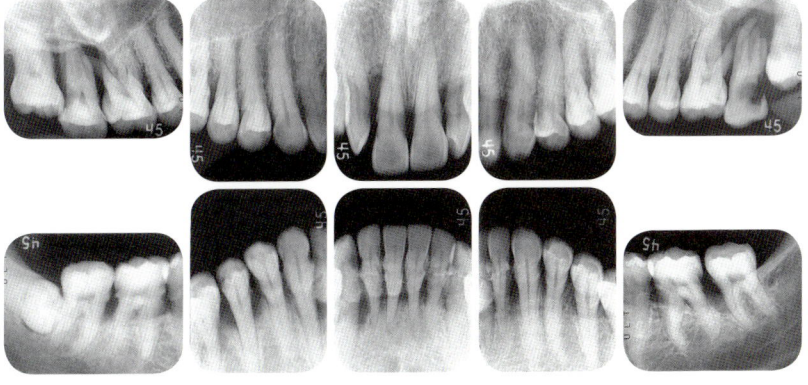

エックス線写真からも歯石の沈着が確認できます。

図8c 歯石探知の方法（応用）

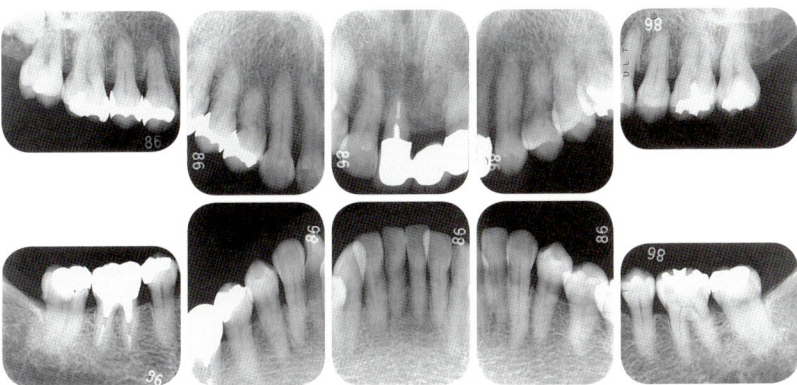
エックス線写真では歯石は確認できませんでした。

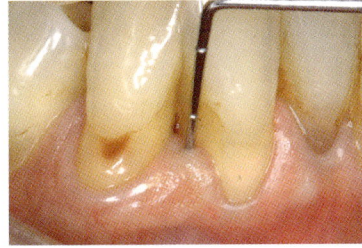
プローブの診査でも、粗造感は感じられませんでした。

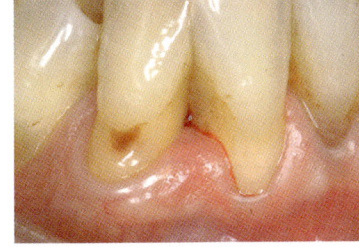
Bleeding on Probing（＋）のため、細かい歯石の存在する可能性が高いです。

図8cの症例は、エックス線写真上では歯石の存在は確認できませんでした。そして、根面へのプローブやエキスプローラーなどの触診でも粗造感は伝わってきませんでした。しかし、Bleeding on Probing（＋）であるために、歯石の存在の可能性があります。

このような場合、デブライドメント（後述）として、まずポケット内のプラーク除去を行い、再検査の結果によりスケーリング、ルートプレーニングへ移行します。

インスツルメンテーション②
スケーリング・ルートプレーニングの方法

スケーリングとは

図9a　スケーリング　歯肉縁上の歯石を除去した症例

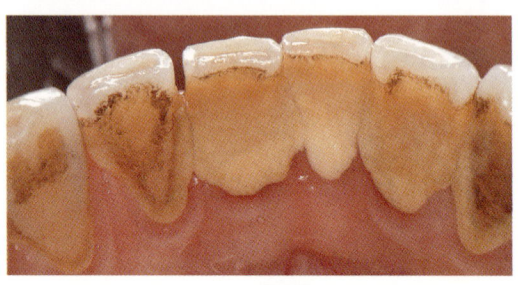
スケーリング前。

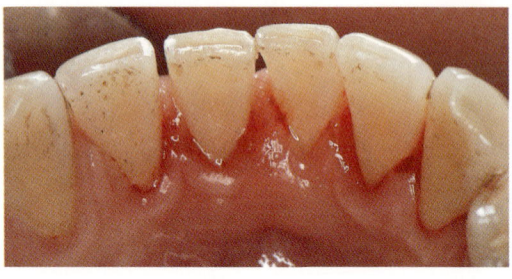
スケーリング後。

スケーリングとは、歯面に付着したプラーク、歯石その他の沈着物をインスツルメンテーションにより除去することです。**図9a**は、スケーリング前後です。

また歯の沈着物の除去も、スケーリングに分類されます。**図9b**は、20本以上／1日、20年以上の喫煙暦の患者さんです。さらに赤のワインを毎日ボトルで飲んでいます。特に下顎は沈着物でざらついており、プラークがたまりやすい状態です。それにも増して、審美的な問題が大きいため、歯面に付着した、喫煙やワインによると思われる沈着物を除去しました。

図9b　スケーリング　歯の沈着物の除去例

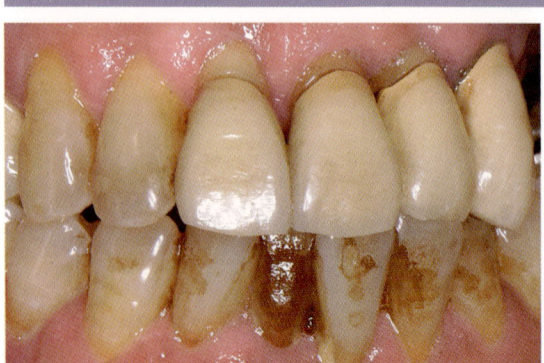
スケーリング前。

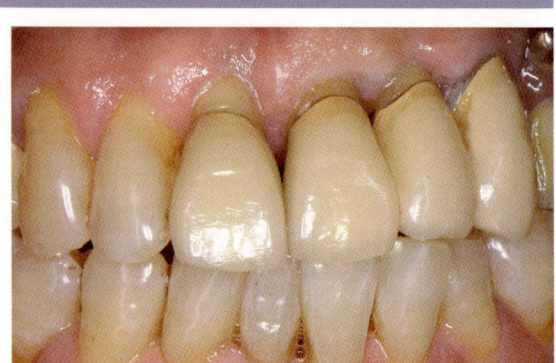
スケーリング後。

ルートプレーニングとは

図10a これまでのルートプレーニングの概念

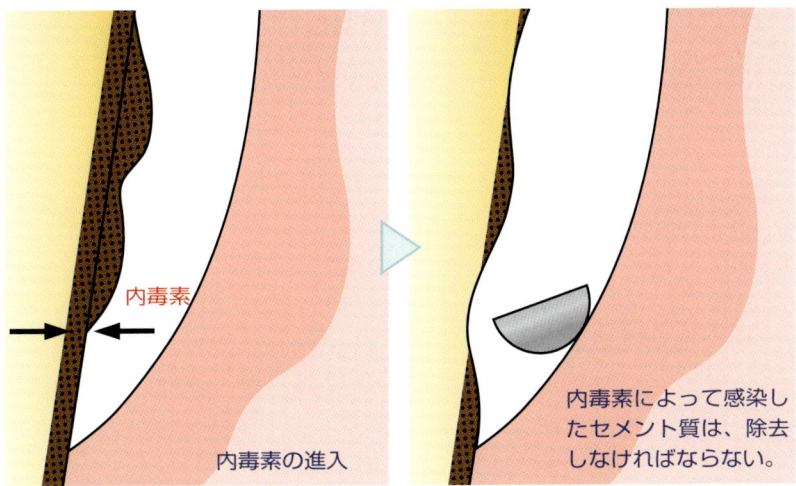

内毒素

内毒素の進入

内毒素によって感染したセメント質は、除去しなければならない。

図10b 現在のルートプレーニングの概念

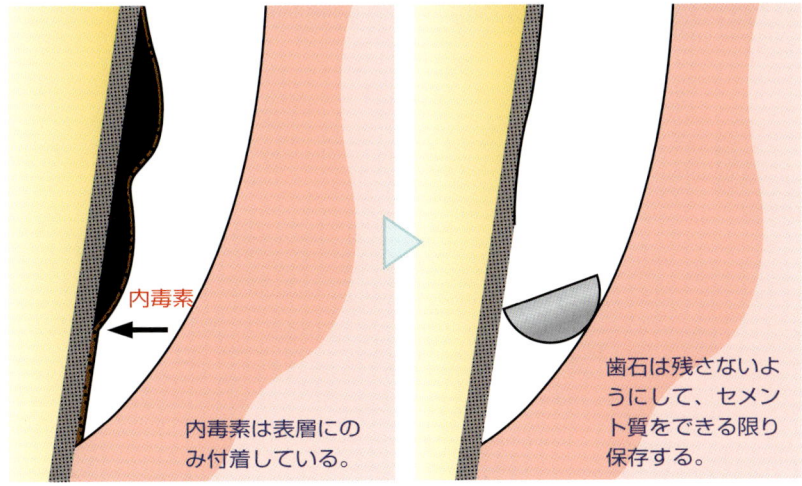

内毒素

内毒素は表層にのみ付着している。

歯石は残さないようにして、セメント質をできる限り保存する。

図10a、bは熊谷崇ほか編著：月刊デンタルハイジーン別冊／わかる！できる！実践ペリオドントロジー．1999．p.54．より改変。

基本的な考え方

ルートプレーニングとは、病的セメント質、または象牙質をインスツルメンテーションにより除去し平滑にし、再びプラークや歯石が付着することを阻止することです。用いる道具は、手用スケーラーです。

これまでのルートプレーニングの概念

これまで内毒素はセメント質に深く浸透していたと考えられており、すべての汚染セメント質は、ルートプレーニングにて取り除かなければいけないと考えられていました（図10a）。

現在のルートプレーニングの概念

しかし、この汚染歯質の厚さは表層20～30μm程度であることがわかってきました。ゆえにセメント質はできる限り保存するような考え方となりました（図10b）。

スケーリング・ルートプレーニングとは

臨床の現場では、スケーリングとルートプレーニングを区別して操作することは不可能と思われます。つまり一連の操作としてスケーリング・ルートプレーニングを行っています。

しかし、ただ闇雲にスケーリング・ルートプレーニングはしてはいけません。なぜなら1回のストロークで1～30μm程度の根面は十分除去できるからです。つまり、やりすぎると歯を削ってしまいます。

ゆえにスケーリング・ルートプレーニングを行う時は、まず指先に神経を集中し、プローブなどを用いて根面をイメージします。そして、スケーラーを根面に沿わせて作業を行います。

最後にポケット内に残っている歯石、プラークを洗い流します。

スケーリング・ルートプレーニングの臨床例

図11a スケーリング・ルートプレーニングの臨床例・術前

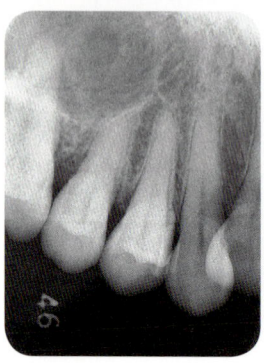
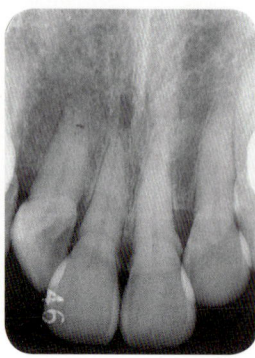
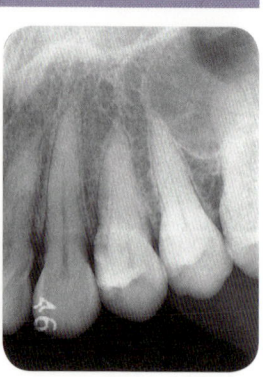

図11b スケーリング・ルートプレーニングの臨床例・術後

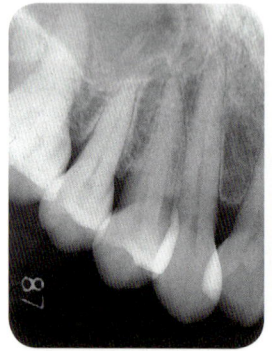
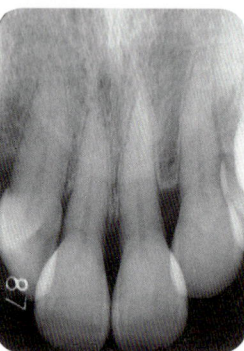
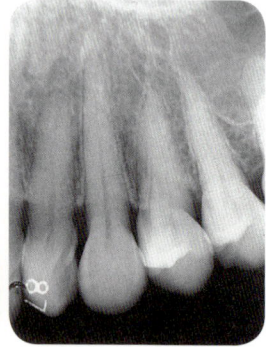

全顎的な歯肉の腫脹と、口腔清掃時の歯肉からの出血を主訴として来院した50歳の女性です。慢性歯周炎と診断し、口腔清掃指導後、スケーリング・ルートプレーニングを行いました。

術前（図11a）と術後（図11b）のエックス線写真です。

術前では、根面に付着した歯石が明らかに確認できます。スケーリング・ルートプレーニング後では、歯石が除去されており、根面が滑沢になっております。

スケーリング・ルートプレーニングで注意したいこと

図12 スケーリング・ルートプレーニングによって露髄してしまった症例

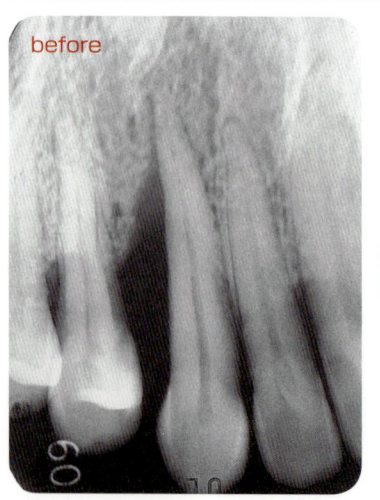
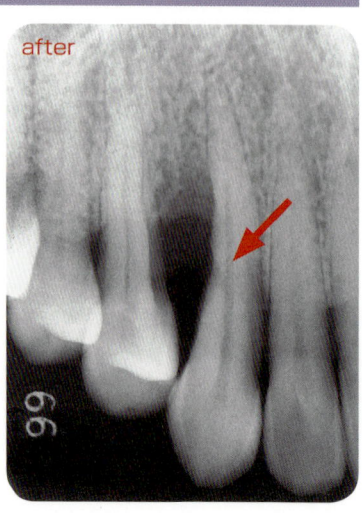

スケーラーは刃物です。たとえ根面であろうとも、やりすぎは健全な歯質を削り取り、場合によっては露髄を引き起こします。

図12の症例では、スケーリング・ルートプレーニング後冷水痛を訴えました。エックス線写真の矢印の部位に点状の露髄が認められました。

インスツルメンテーション③ デブライドメントの方法

デブライドメントとは

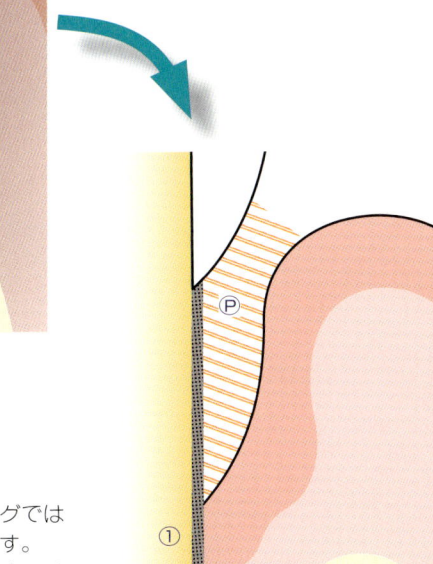

図13 スケーリング・ルートプレーニングとデブライドメントの違い

このような患者さんが来院しました。

黒：歯肉縁下歯石
青：非付着性プラーク
赤：上皮付着性プラーク
茶：付着性プラーク

スケーリングルートプレーニングでは①の根表面を意識して操作します。デブライドメントでは、①の汚染セメント質の除去と同時に⑫の部分のプラーク除去も同時に行います。特に根面の滑沢化は意識しません。

デブライドメントとは、生体に外来から沈着した刺激物、およびそれによって変性した組織などを除去することです。

歯周治療においては、歯肉縁下のプラーク、歯石、汚染根面（病的セメント質または象牙質）そして不良肉芽組織を除去することを指します。特に、汚染セメント質の除去に加えて歯肉縁下プラークの除去にも重きを置いています。

臨床では、歯肉縁下プラークの除去には超音波スケーラーを用いて、弱いモード下で、ポケットの中の汚れを流し出すイメージで行います。場合によっては、ディスポーザブルの注射筒と先端が丸いシリンジを用いてポケット内を洗浄します。

図13は、Rateitschak KH, et al. 原耕二（監訳）．吉江弘正，柳村光寛（訳）．歯周病学カラーアトラス．新潟：西村書店，1987：137. より引用改変。

スケーリング・ルートプレーニングは
- 特に根面の滑沢化を意識したもの
- この場合の根面の滑沢は、細菌の毒素が浸み込んだ部分のみを除去することを特に意識する

デブライドメントは
- 汚染根面の除去に加えて、歯肉縁下のプラーク、歯石、不良肉芽を除去する
- ポケット内の汚染物質除去に主眼を置き、根面の滑沢化は特に意識しない

スケーリング・ルートプレーニングおよびデブライドメントの流れ

STEP 1

口腔内診査をします

　口腔清掃状況、歯肉の炎症状態、Probing pocket depth（PPD）、Clinical attachment level（CAL）測定、エックス線診査を行います。

　右の症例は、口腔清掃時の出血と、口臭を主訴に来院した46歳の男性です。歯槽骨の吸収はわずかであり、軽度の慢性歯周炎と診断しました。ポケットも3～4mmと浅く、口腔清掃指導から治療を開始いたしました。

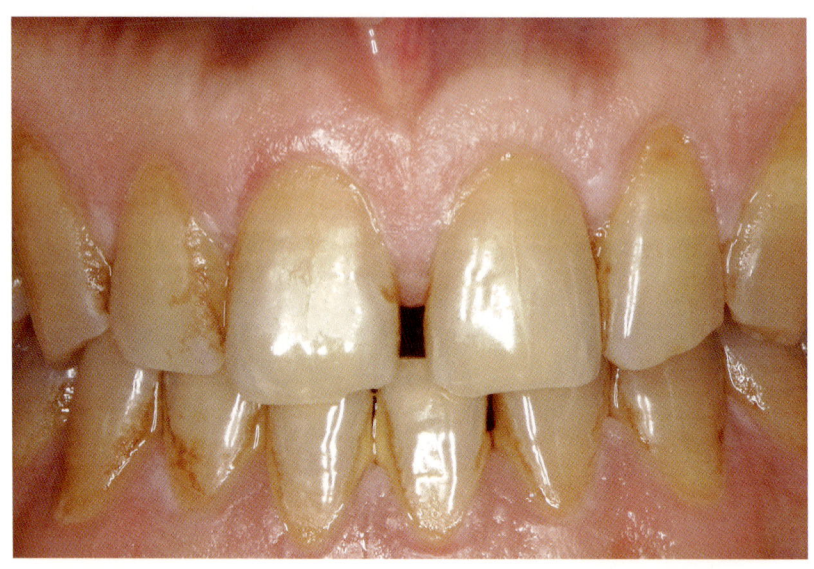

STEP 2

口腔清掃指導と動機付けをします

　プラークを赤く染め出し、患者さんに現状を把握していただきます。染め出し後の状態によると、歯頸部に磨き残しが見られるために、そのあたりを注意して口腔清掃指導を行います。

　この時期に、口腔清掃を妨げるような歯石が存在するようであれば、口腔清掃指導とスケーリングを併用する場合があります。

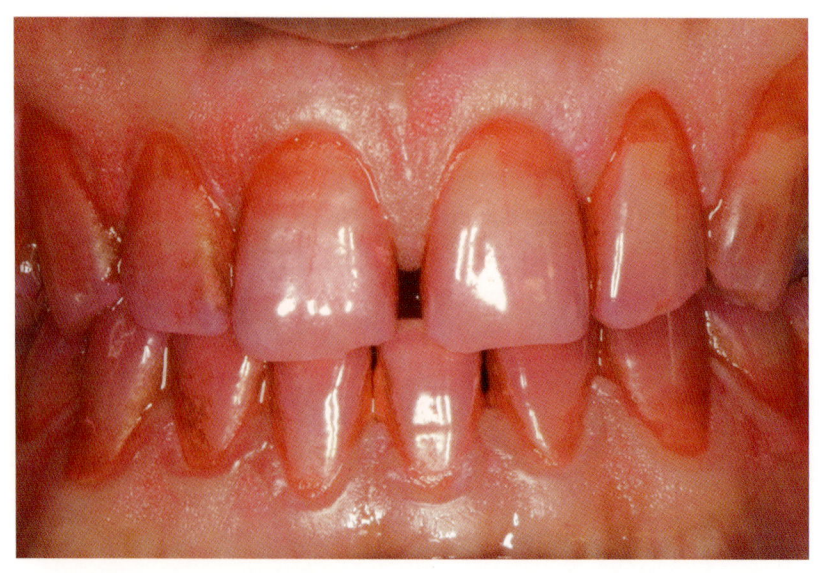

STEP 3

歯肉縁上のプラークコントロールおよびPMTCをします

歯肉縁上のプラークコントロール、ならびにProfessional mechanical tooth cleaning; PMTCを行います。

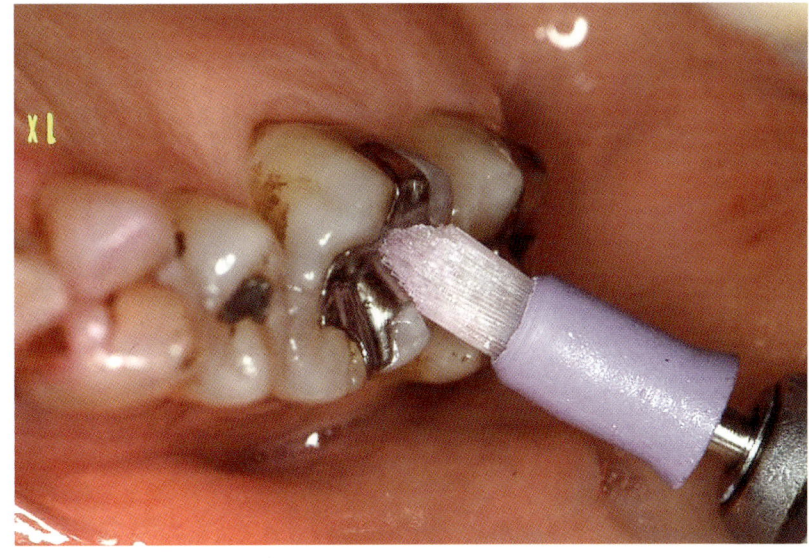

STEP 4

歯肉縁下のプラークコントロールをします

ポケット内のプラークを、デブライドメントを応用して除去します。この場合は、ポケット内を傷つけない超音波スケーラーのチップを用いて、汚れを洗い流す感覚で行います。

なお、超音波スケーラーの出力は弱いモードに設定します。

右の**症例**①は、臼歯部にPiezon Master PL 1＆2チップを用いて、生理食塩液注水下で歯肉縁下のプラーク除去を中心としたデブライドメントを行いました。

前歯部(**症例**②)は、Piezon Master PL3チップを用います(**症例**②は**症例**①とは別の症例です)。

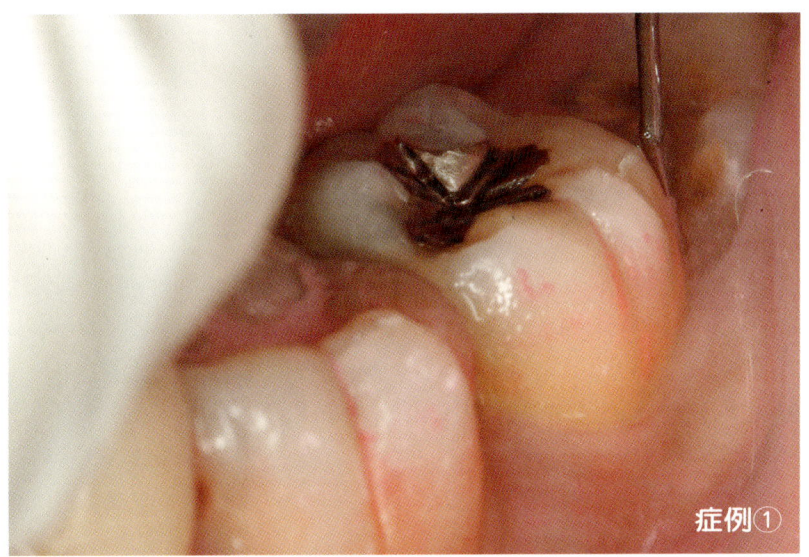

症例①

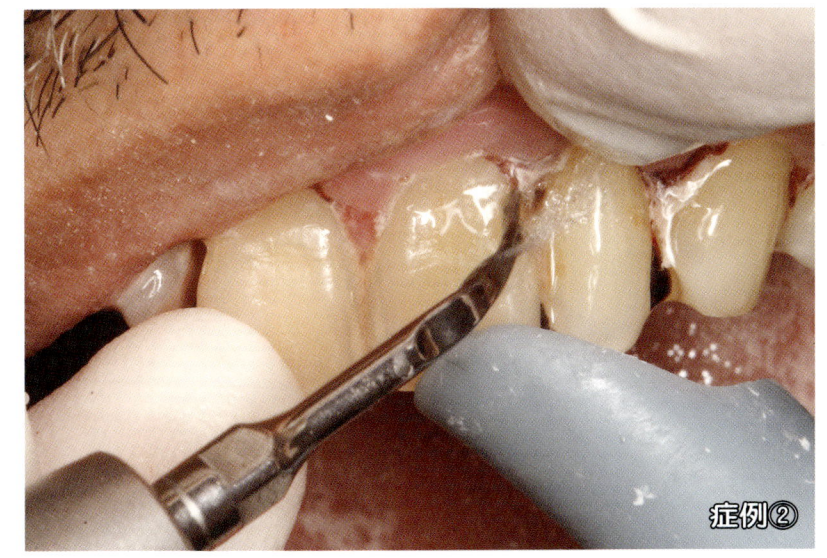

症例②

STEP 5

再評価をします

　STEP4後の再検査によりBleeding on Probing（＋）が認められたら、一連の操作として、スケーリング・ルートプレーニングを行います。なお、Bleeding on Probing（－）を含めたポケットの改善がSTEP4までに認められたなら、ポケット内の環境改善が図られたことを意味するので、積極的な根面へのアプローチは行いません。しかし、視診で確認され、かつ口腔清掃の妨げになる歯石に対しては、スケーリングを行います。

　右の症例は**図11ab**の口腔内写真です。①は術前です。歯肉は発赤腫脹し、プラークも確認できます。歯周ポケットも5mmであり、Bleeding on Probing（＋）でした。根面のエキスプローラーによる触診では粗造感が認められ、歯肉縁下歯石の存在が確認できました。視診では黒い歯石も確認できます。このような場合は、明らかに歯石の存在が口腔清掃の妨げとなり、細菌の温床の場となる可能性が考えられるため、口腔清掃指導と併行してスケーリング・ルートプレーニングを行います。

　②はスケーリング・ルートプレーニング後です。歯肉の発赤腫脹は消退しました。口腔清掃状態も良好に維持されています。しかし、炎症の消退による歯間部の歯肉退縮によって根面の露出が生じたため、この部位の清掃に注意していかなければなりません。

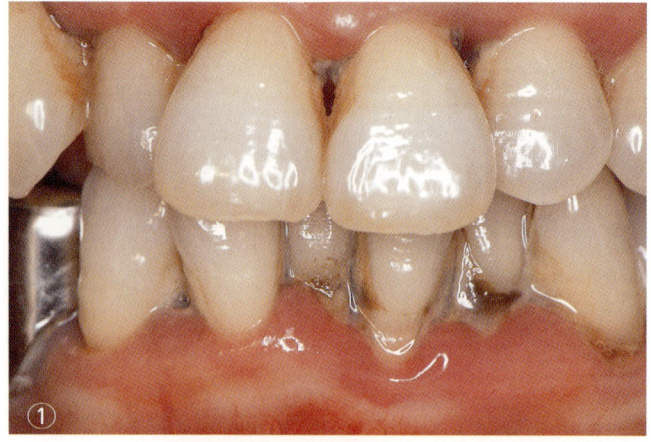

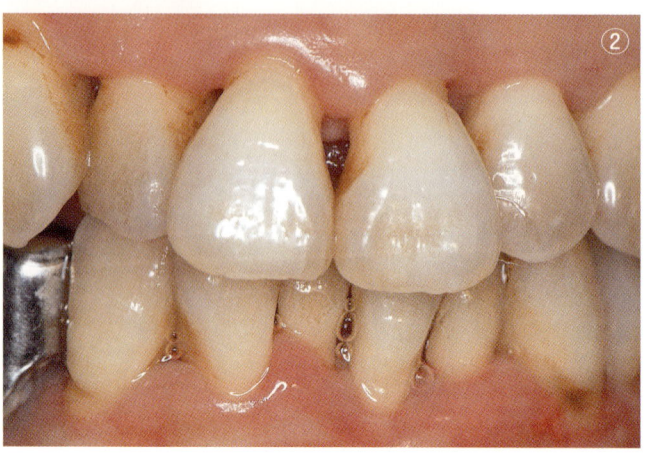

❗ アドバイス　患者さんのプラークコントロールなくして効果はでない

　患者さんがホームケアを継続するように指導した上で、歯科医師・歯科衛生士が歯肉縁下の管理を行います。すなわち、歯肉縁上のケアは、患者さんの努力にかかっています。

　つまり、適切なインスツルメンテーションの成果も、患者さんのプラークコントロールなくしては達成できません。

図14　歯肉縁上・縁下のプラークコントロール

歯肉縁上プラーク	歯肉縁下プラーク
●コントロール方法 ブラッシング フロッシング	●コントロール方法 スケーリング ルートプレーニング デブライドメント
↓	↓
患者の管理	歯科医師・歯科衛生士の管理

1 ペリオドンタルインスツルメンテーションとは

まとめ　インスツルメンテーションの流れ

検査

- 明らかに口腔清掃を妨げる歯石の存在
  - 縁上スケーリング
    - BOP（−） → SPT

- BOP（＋）
  - 歯肉縁下プラークの除去を主眼に置いたデブライドメント
    - BOP（−） → SPT
    - BOP（＋）
      - スケーリング・ルートプレーニング
        - BOP（−） → SPT

- BOP（＋）と、明らかに根面に付着した歯石の存在
  - スケーリング・ルートプレーニング
    - BOP（−） → SPT
    - BOP（＋）
      - スケーリング・ルートプレーニングもしくは歯周外科
        - BOP（−） → SPT

BOP：Bleeding on Probing
SPT：Supportive Periodontal Therapy

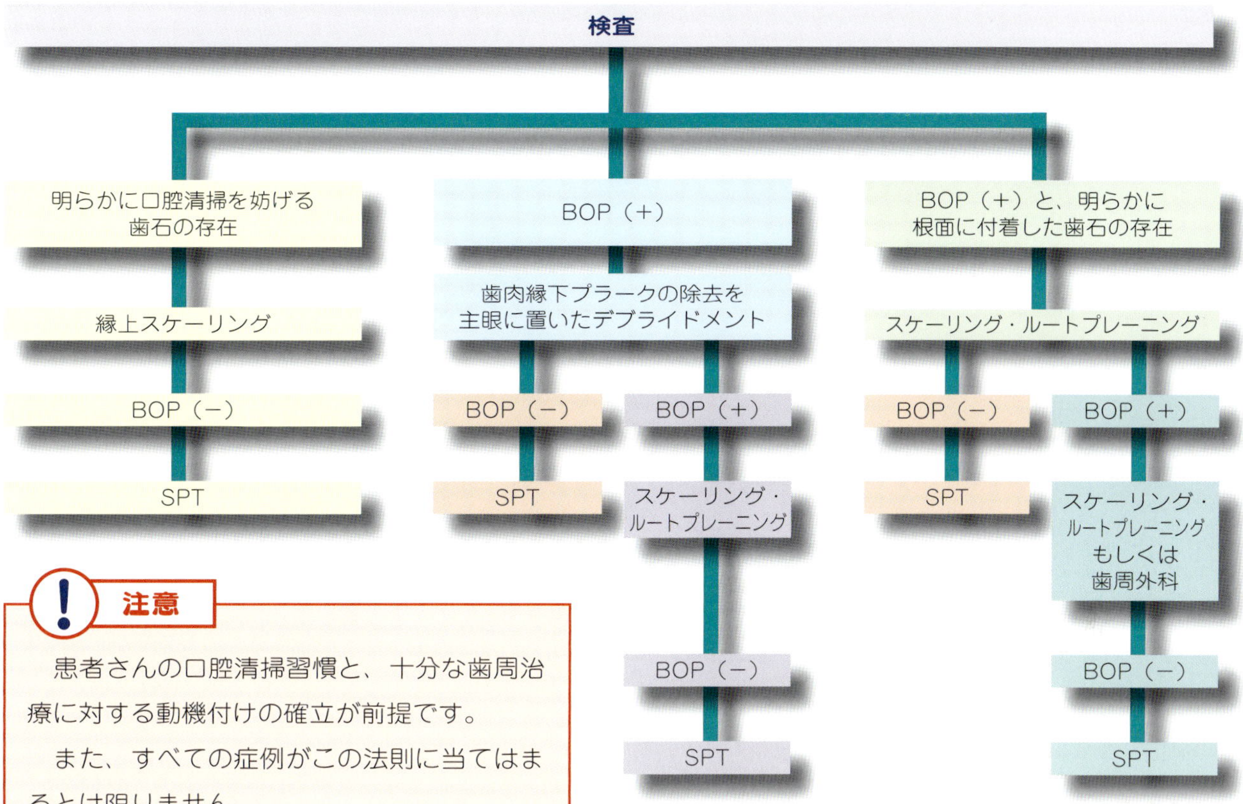

！注意
患者さんの口腔清掃習慣と、十分な歯周治療に対する動機付けの確立が前提です。
また、すべての症例がこの法則に当てはまるとは限りません。

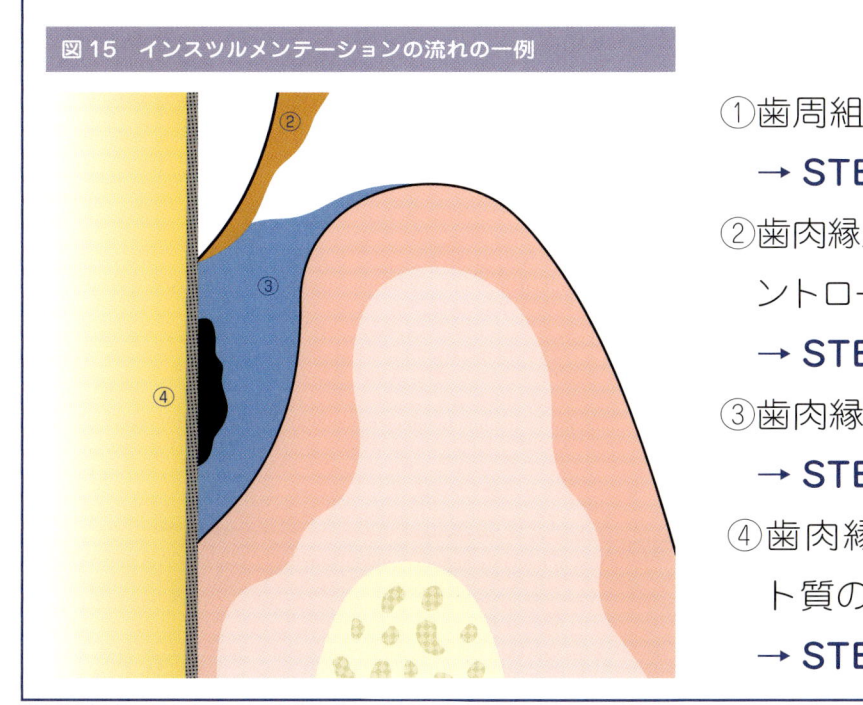

図15　インスツルメンテーションの流れの一例

①歯周組織の状態の検査
　→ STEP 1
②歯肉縁上プラーク＋プラークコントロールを妨げる歯石の除去
　→ STEP 2、3
③歯肉縁下プラークの除去
　→ STEP 4
④歯肉縁下歯石＋汚染セメント質の除去
　→ STEP 5

2 グレーシーキュレットによる ペリオドンタル インスツルメンテーション

藤橋歯科医院
藤橋 弘・安生朝子

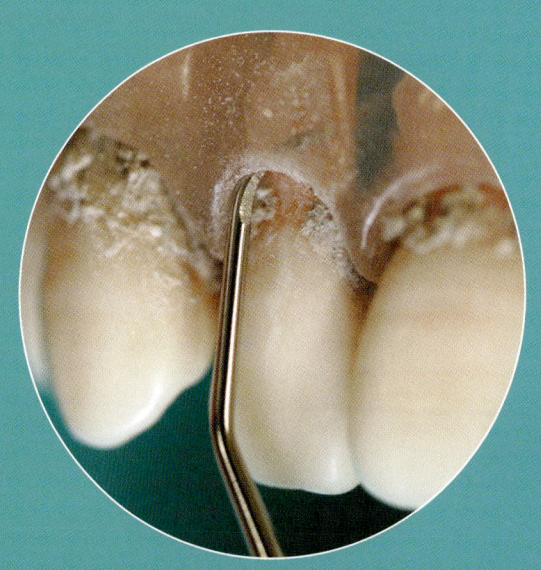

グレーシーキュレットの構造

グレーシーキュレットの構造

グレーシーキュレットは、Dr. Clayton H. Gracey により考案されました。

図1のように、歯根の植立方向や解剖学的形態は、歯によってさまざまです。これらすべての部位に適合させることを目的に、グレーシーキュレットは開発されました。

各歯根の形状（湾曲、離開度など）に合わせ、また歯根セメント質や軟組織に損傷を与えないようにデザインされた結果、
①キュレット番号で適用部位が決まっている
②カッティングエッジが刃の片側のみについている
③第一シャンクに対して70°の角度で刃がついている
といった特徴があります。さらに、シャンクの長さ、刃の形状がバラエティに富んだ、種類が豊富な器具といえます。

しかし、基本的な刃の構造、刃とシャンクの位置関係は、図2のようにすべてのグレーシーキュレットで共通です。

図1　植立方向、歯根の形態は、歯によってさまざま

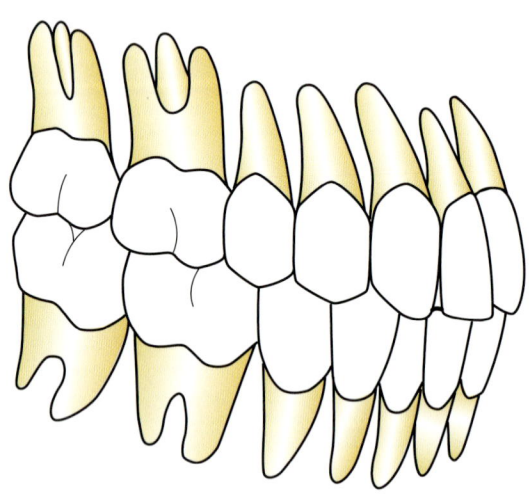

図2　グレーシーキュレットの基本構造

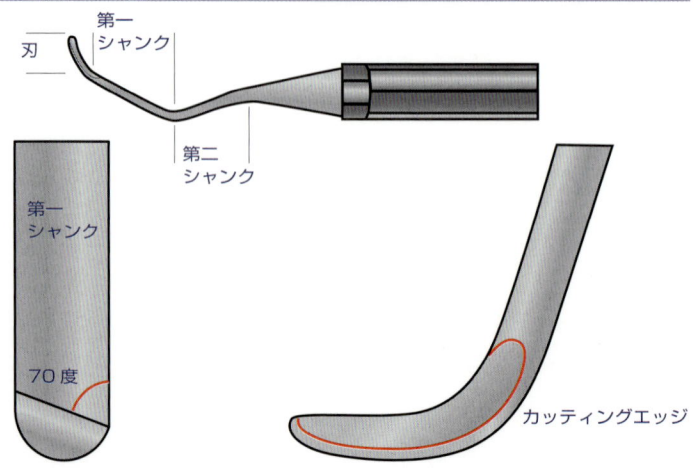

※カッティングエッジは、奇数番号の場合は先端を自分に向けたときに右側に、偶数番号の場合は先端を外側に向けたときに右側にある。

グレーシーキュレットの特徴と適応部位

先述のように、部位に特化したキュレットが多数用意されていることが特徴です。また、刃の小さいタイプ、シャンクが長いタイプなど、メーカーによってくふうがなされているものもあります。

一般的に4ミリ程度の歯周ポケットでは通常のキュレットで対応できますが、より深い歯周ポケットなどでは刃の小さくシャンクの長いタイプを使用することで対応することができます。

図3 グレーシーキュレットの適応部位

#5/6
前歯および小臼歯部適用
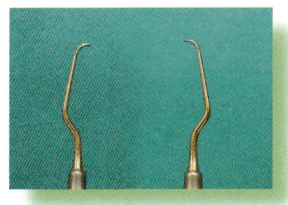

#1/2、#3/4
前歯部適用（小臼歯部も可）
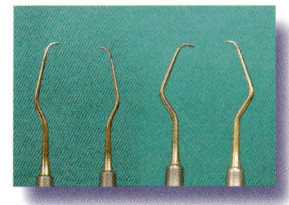

#7/8
臼歯部頰舌面適用
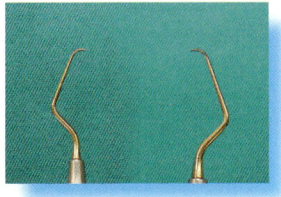

#9/10
根分岐部適用
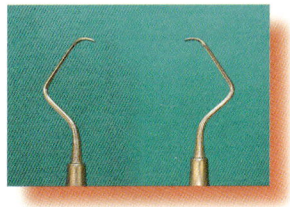

#11/12、#15/16
臼歯部近心面、器具の到達困難な近心面適用
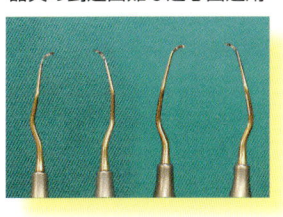

#13/14、#17/18
臼歯部近心面、器具の到達困難な近心面適用
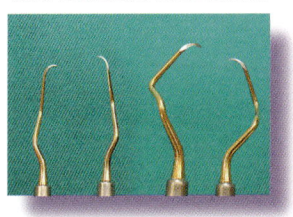

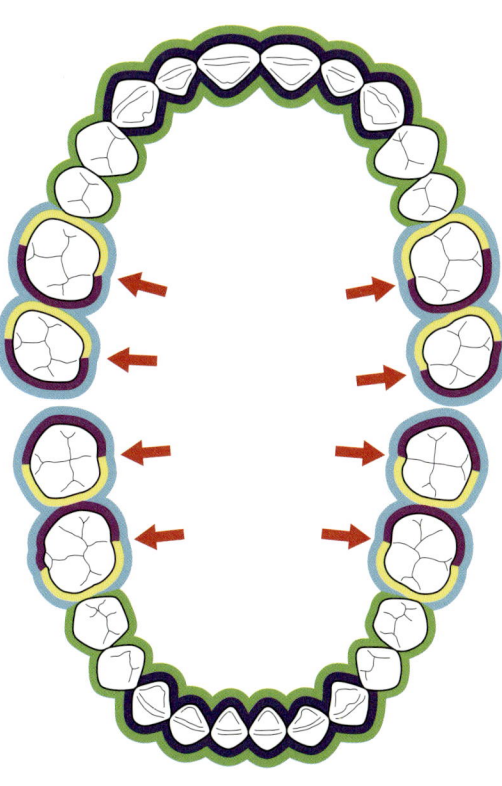

イラストの歯面の色と器具番号の色は対応しています。

状況・目的に合わせて器具を選択するようにしよう

歯肉・歯周組織へのダメージをより小さくし、効率よく確実にインスツルメンテーションするためには、歯周組織の状態や目的に合わせた器具選びが重要になります。

メーカーによっては、同じ番号でも更なるくふうがなされているものもあります。

小さい刃のグレーシーキュレット

歯面・歯周組織へのダメージをより小さくでき、失活歯根面や過去にスケーリング・ルートプレーニングがなされている歯根面などに使用します（**図4**）。

薄い歯肉部位に対するキュレットの挿入も容易です。

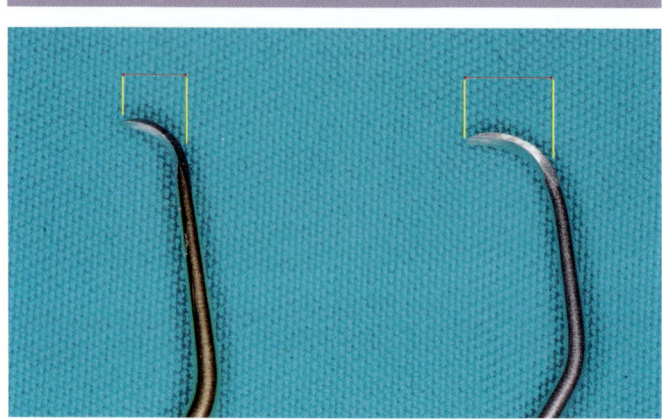

図4　刃部の違い

長めのシャンクのグレーシーキュレット

一般的なキュレットに比べて、第一シャンクが長いものは、深い歯周ポケット底部にまで刃を到達させることができます（**図5**）。非外科処置では困難といわれる約6mmの歯周ポケットにも刃を到達させることも可能になります。

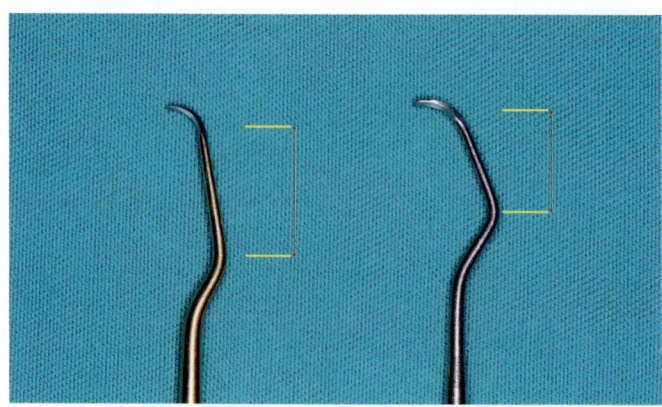

図5　シャンクの違い

ハンドル部にも特徴があります

把持しやすさもインスツルメンテーション効率に関係します。太さの違いや、中空構造で軽く、根面の状況を触知しやすいようにしたものや、滑り止めの加工など、さまざまなくふうがされています（**図6**）。

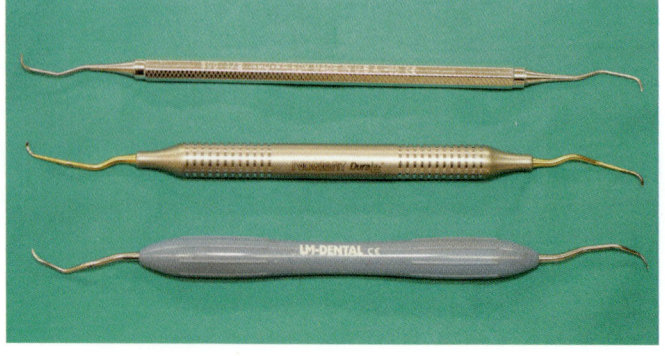

図6　ハンドルの違い

グレーシーキュレットの基本的な使い方

グレーシーキュレットの持ち方

持ち方の基本・執筆状変法

執筆状変法とは、中指の指先の側面を器具に添える把持法です。
①滑りにくい
②隅角部で器具を回転しやすい
③根面の状況を触知しやすい
といったメリットがあります。

図7a　執筆状変法による持ち方で器具操作に慣れましょう

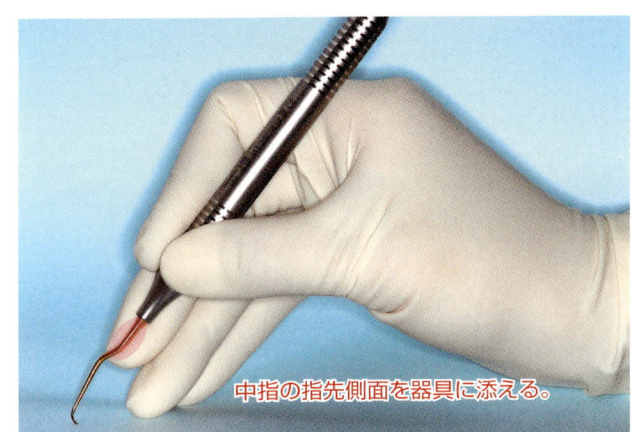

中指の指先側面を器具に添える。

> **アドバイス　部位によって手首の向きを変えよう**
>
> **図7b　パームアップ**
>
>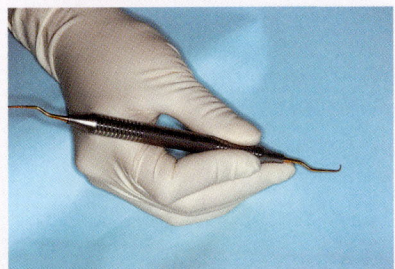
>
> パームアップ（手のひら上向き）は、主に上顎のインスツルメンテーション時に効率がよいです。
>
> **図7c　パームダウン**
>
>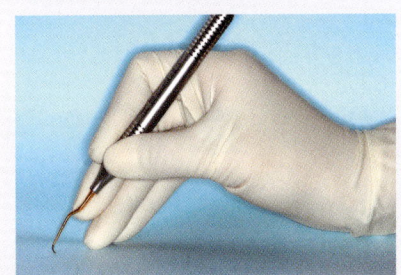
>
> パームダウン（手のひら下向き）は、下顎のインスツルメンテーション時のほぼすべての部位にて効率がよいです。

施術部位別・ポジショニングの求め方

バックポジションから行う部位

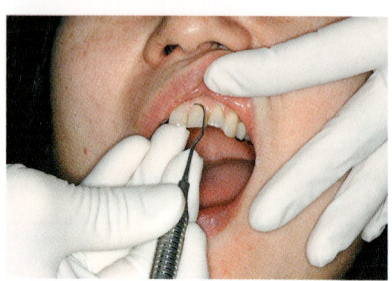

図8a　バックポジションの例

- 上顎前歯隣接面すべて（患者の顔を左右に30度程度傾ける）
- 654|唇側（患者の顔を左に傾ける）
- 654|口蓋側（患者の顔を右に傾ける）
- |456唇側（患者の顔を右に傾ける）
- 下顎前歯すべて（患者の顔を左右へ少し傾ける）
- 7654|頬舌側
- |567近心

サイドポジションから行う部位

- 7654|唇側および口蓋側
- |34567口蓋側
- |7遠心面
- |4567舌側
- 7654|頬舌側

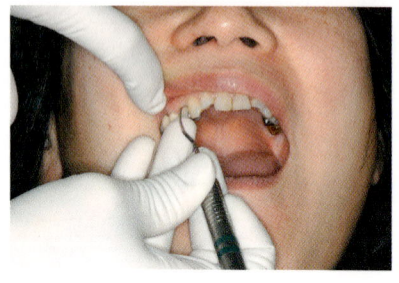

図8b　サイドポジションの例

フロントポジションから行う部位

- 下顎前歯唇側および近遠心隣接面
- |54唇側（患者の顔を左に傾ける）
- |45唇側（患者の顔を右に傾ける）

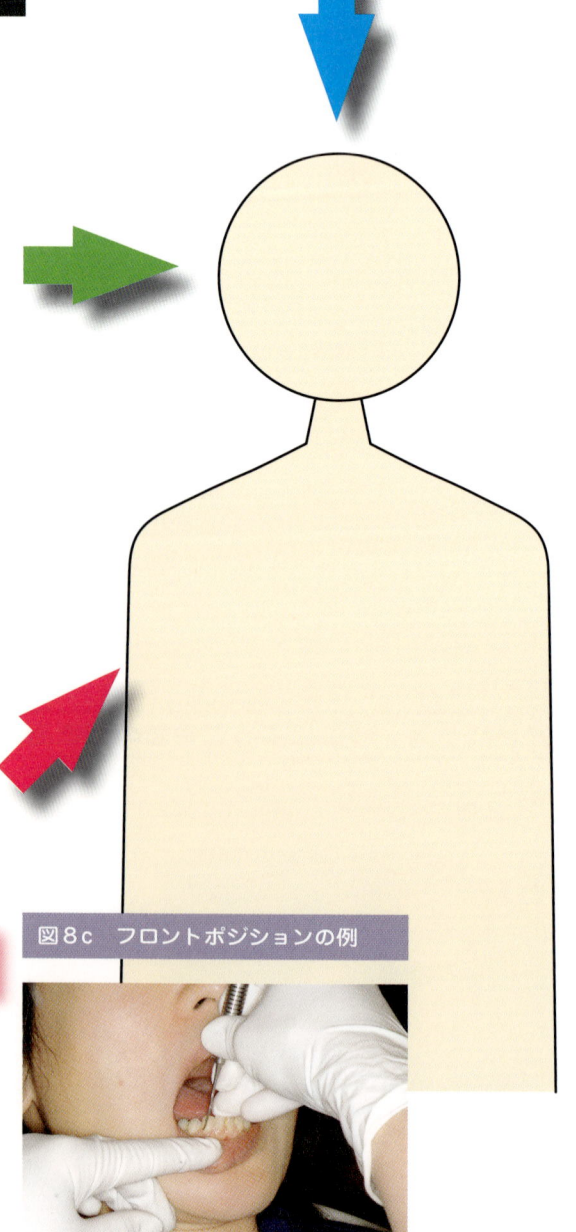

図8c　フロントポジションの例

施術時のレストの求め方

術歯、隣在歯にレストを求める部位

　術中の安全と効率を考えると、術歯、隣在歯レストがよいと思われます。臼歯部では中指レストとなることがあります。

　隣在歯にレストを求める部位は、主に、
①上顎前歯部唇側
②上顎右側・左側臼歯部頬側
③下顎前歯部唇側・舌側
④下顎右側・左側臼歯部頬側
となります。

図9a　術歯、隣在歯にレストを求めるときのポイント

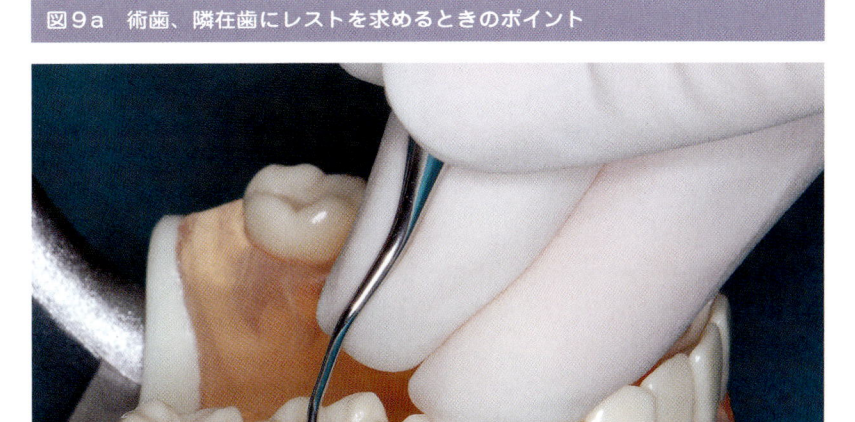

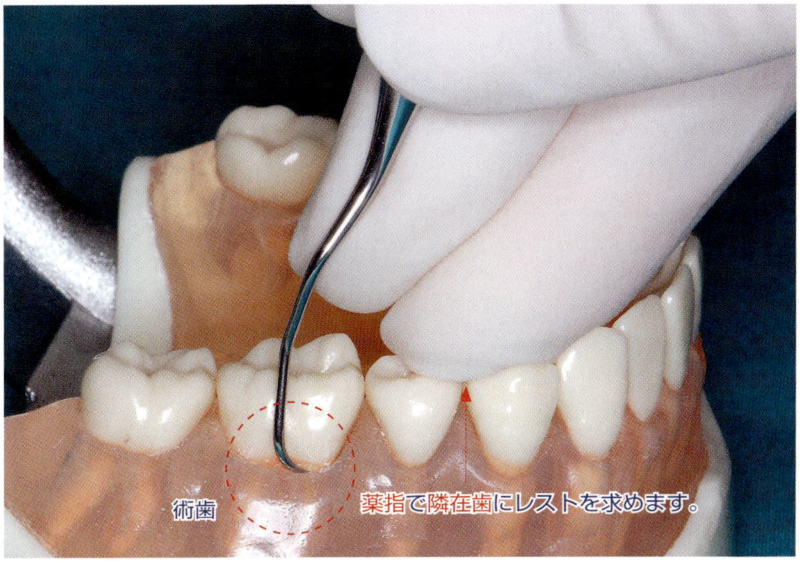

薬指で隣在歯にレストを求めます。
術歯

反対側にレストを求める部位

　反対側にレストを求めるときは、キュレットを長めに把持しながら操作するため、1歯ではなく、2、3歯にレストエリアを求め、安定を得ます。

　主な適応部位は、
①上顎左側臼歯部（レスト：上顎右側小臼歯部）
②上顎左側臼歯部（レスト：上顎右側小臼歯部）
③下顎右側大臼歯部（レスト：下顎左側小臼歯部）
④下顎左側大臼歯部（レスト：下顎右側小臼歯部）
となります。

図9b　反対側にレストを求めるときのポイント

術歯の反対側にレストを求めます。
2、3歯に求め、安定を得ましょう。
術歯

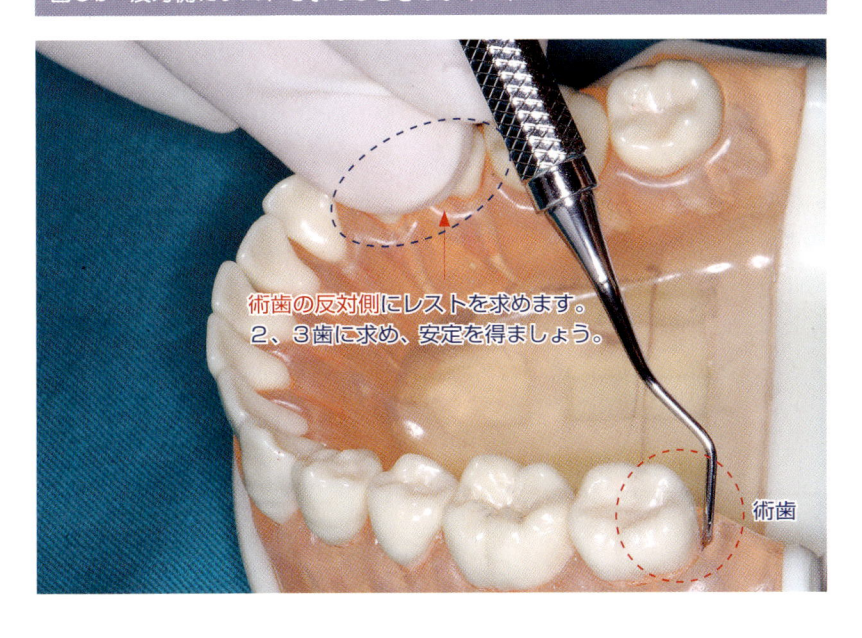

対合歯にレストを求める部位

歯列不正に伴い歯軸に乱れがあったり、開口が困難な患者さんで、第一シャンクを歯面と平行に保てない場合など、対合歯にレストを求めることがあります。

主な適応部位は、
①上顎左側臼歯部近遠心隣接面（レスト：下顎左側小臼歯部）
②下顎左側大臼歯部（レスト：上顎左側小臼歯部）
③下顎前歯部唇側（レスト：上顎前歯部）
となります。

図9c　対合歯にレストを求めるときのポイント

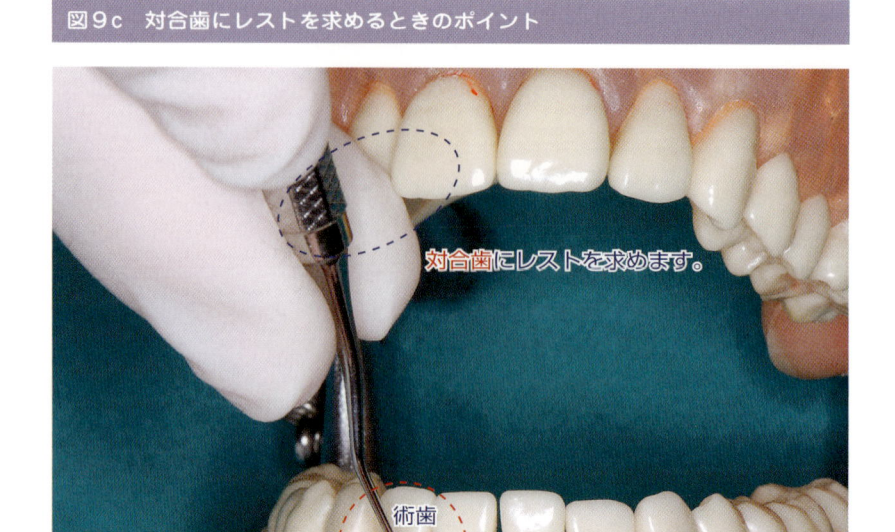

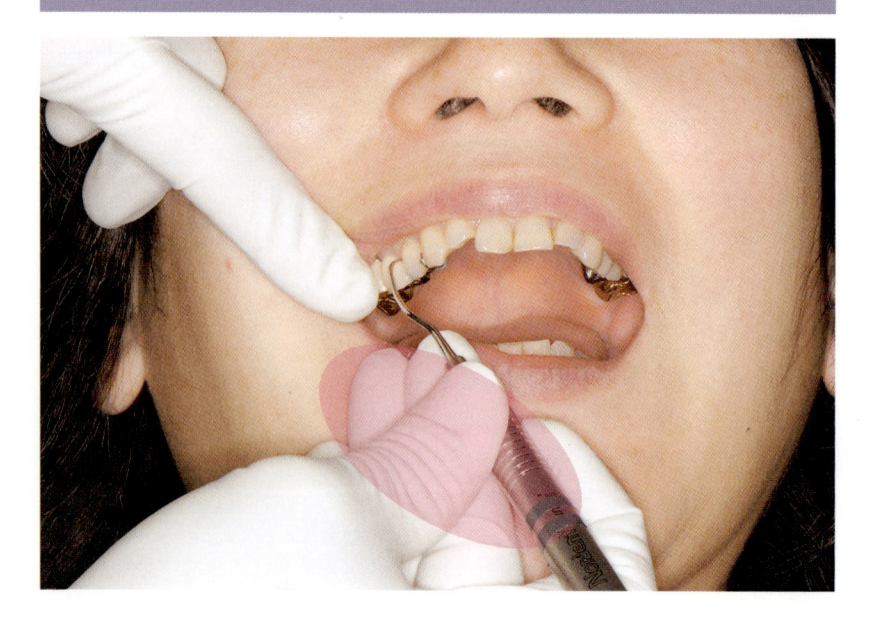

口腔外にレストを求める部位

口腔外にレストを求める方法も、第一シャンクと歯面を平行に保つための方法です。顔の上に指や手のひらを置くため、患者さんに不快な思いや痛みを与えない工夫が必要になります。

主な適応部位は、
①上顎大臼歯部頰側
②上下顎両側智歯の遠心
となります。

図9d　口腔外にレストを求めるときのポイント

グレーシーキュレットの歯周ポケットへの挿入方法

　グレーシーキュレットの挿入方法において、まずもっとも注意しなければならないことは、挿入時に歯肉を傷つけないようにすることです。そのためには、挿入時に刃の内面と根面を向かい合わせるようにして根尖方向に刃を進め、ポケット底まで挿入します。

　キュレットは軽い力で持ち、挿入しながら根面の粗造感を触知できるとよいでしょう。

図10　グレーシーキュレットの歯周ポケットへの挿入方法

STEP 1

シャンクを対象歯側に傾け、刃の内面を歯面（根面）に沿わせるようにする。

刃を歯面に沿わせるように傾けます。

作業角度では挿入は困難。

STEP 2

刃の内面を歯面（根面）に沿わせた状態のまま、歯周ポケット内に挿入します。刃が歯面（根面）に沿っていないと、歯肉を傷つける恐れがあるので、要注意です。

歯面に沿わせながらポケット内に挿入します。

STEP 3

歯周ポケット底に刃が到達したら、傾けていたシャンクを立ち上げます。第一シャンクが歯面と平行になった状態が、作業角度です。

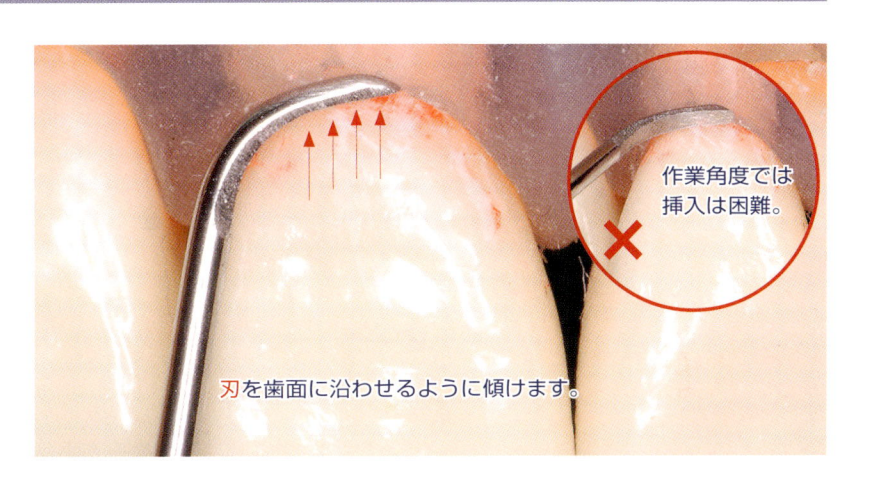

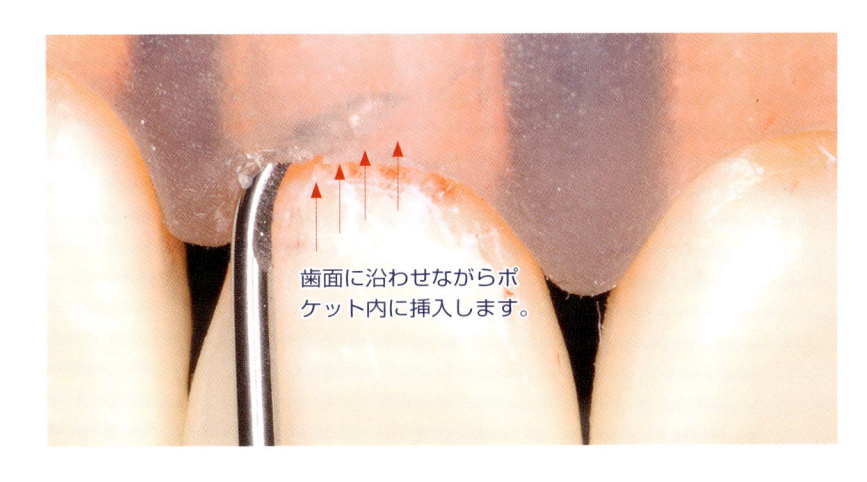

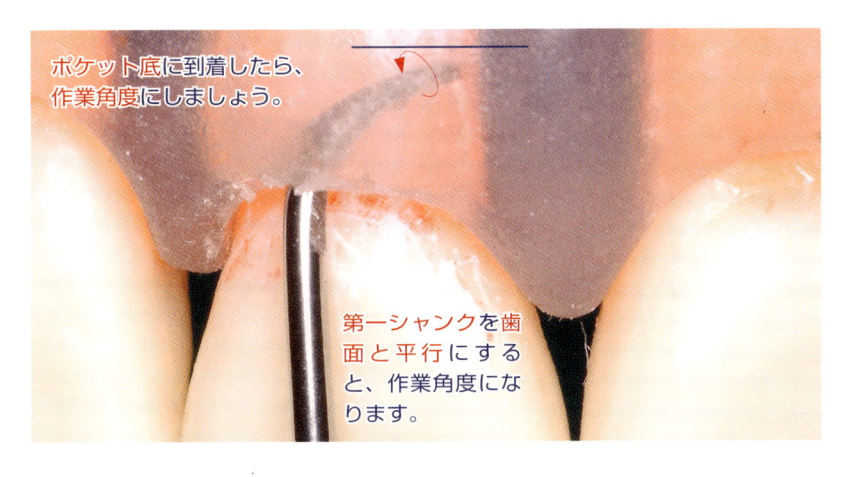

ポケット底に到着したら、作業角度にしましょう。

第一シャンクを歯面と平行にすると、作業角度になります。

グレーシーキュレットのストロークの仕方

スケーリングストロークの基本イメージ

キュレットがポケット底に入ったことを確認し、第一シャンクを歯面に並行にします。カッティングエッジの先端3分の1で歯石を捕えて、強いストロークで引き上げます（図11a）。

図11a　スケーリングストロークのイメージ

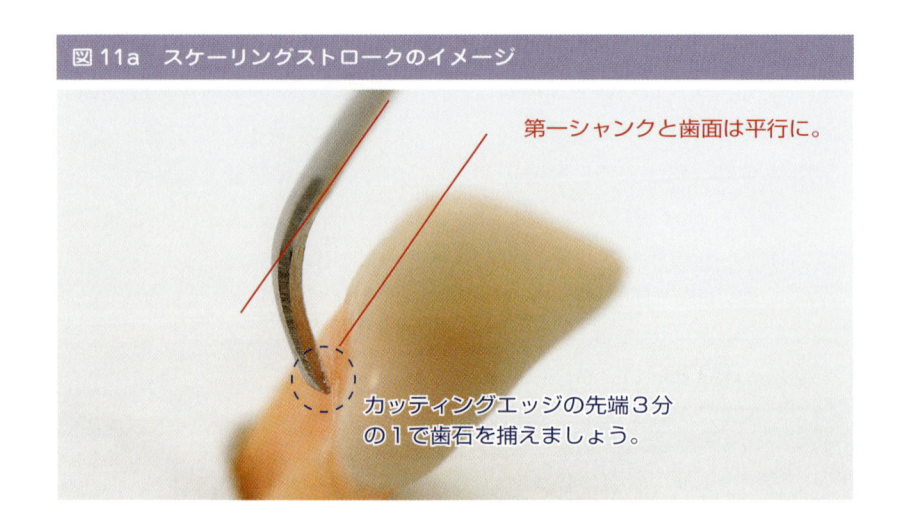

第一シャンクと歯面は平行に。

カッティングエッジの先端3分の1で歯石を捕えましょう。

ルートプレーニングストロークの基本イメージ

スケーリングが進み、きれいになったと思える根面には、軽い側方圧でカッティングエッジ3分の2程度までを当て、ゆっくりと長いストロークに変えていきます。

万一、取り残した歯石上をストロークしてしまうと、歯石表面が滑沢になり、そのまま上皮性の付着を得ることになってしまうので、注意が必要です。

ストロークは、刃を上に引き上げるバーティカルストローク（図11b）と、刃を横に移動するようにストロークするホリゾンタルストローク（図11c）があります。

図11b　ルートプレーニングストローク（バーティカルストローク）の基本イメージ

バーティカルストロークは縦に動くストロークです。

ポケット底から引き上げます。

隣接面付近も同様に行いましょう。

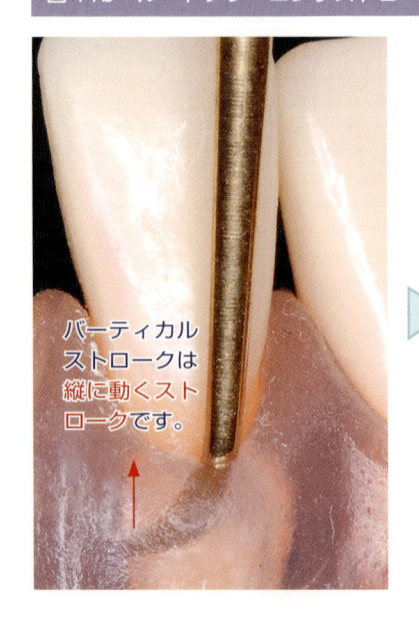

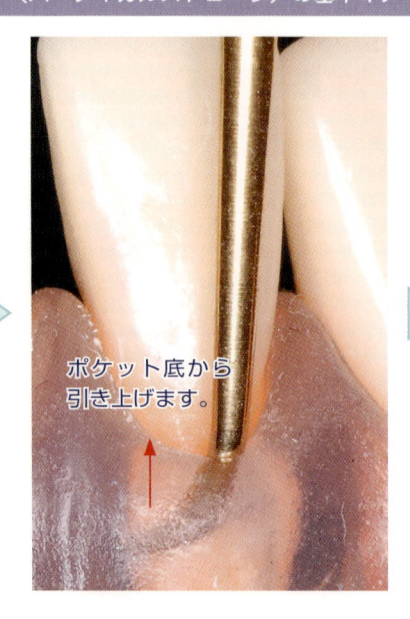

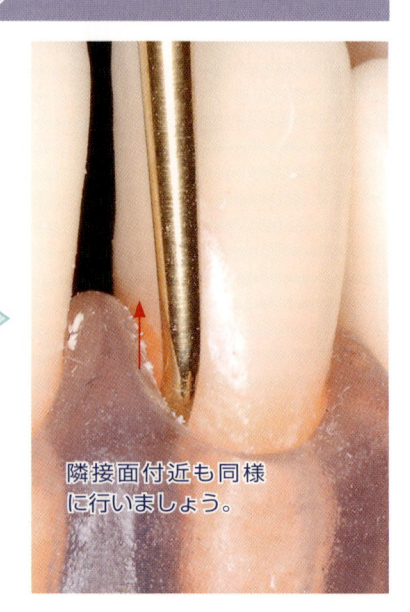

2 グレーシーキュレットによるペリオドンタルインスツルメンテーションとは

図11c　ルートプレーニングストローク（ホリゾンタルストローク）の基本イメージ

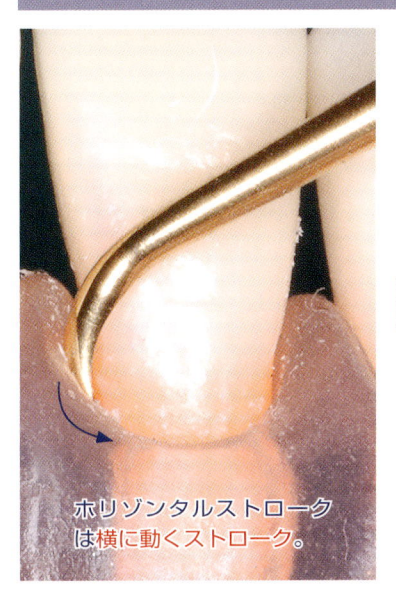

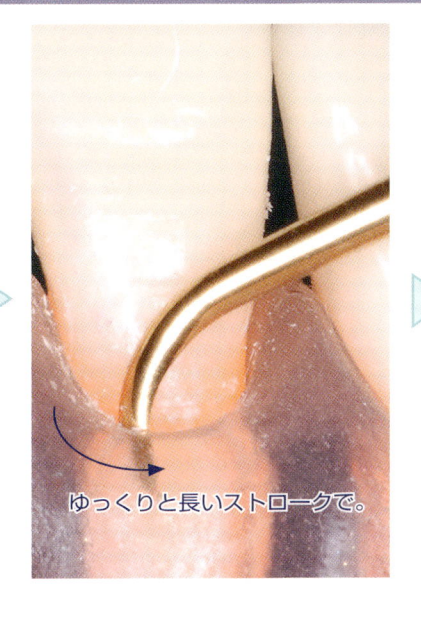

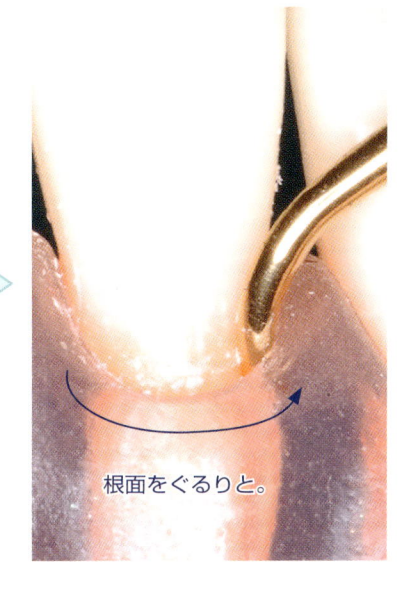

ホリゾンタルストロークは横に動くストローク。

ゆっくりと長いストロークで。

根面をぐるりと。

ポケット内ストロークの基本イメージ

一度挿入したキュレットは常にポケットの中で操作することを心がけます。

1ストロークごとに刃を出し入れすると、効率的でないばかりか、歯肉辺縁に傷をつけやすくなります。

カッティングエッジの小さい刃は、「除る」だけではなく、「知る」にも使えます。触知しながらポケットの中で使い分けてみるといいでしょう。

図11d　ポケット内ストロークの基本イメージ

カッティングエッジの小さい刃を用いて、根面を触知します。

ポケット内を探知しながら移動しましょう。

一度挿入したら、出し入れは極力少なくするのがポイントです。

39

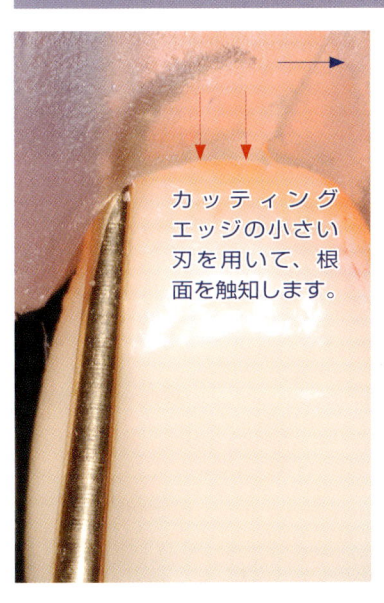

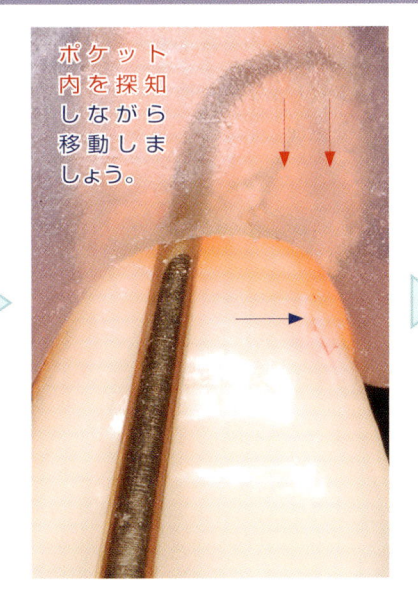

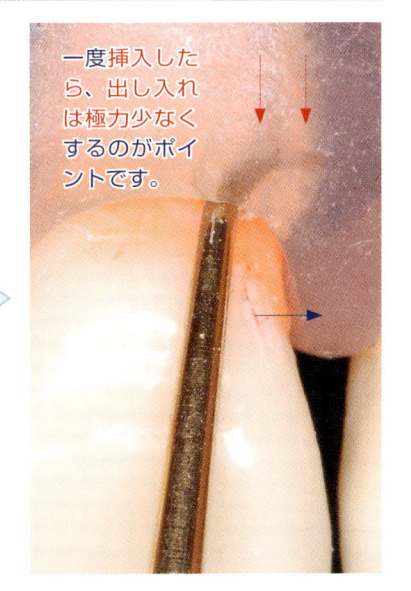

器具別・部位別　グレーシーキュレットの活用法

＃1/2　前歯、小臼歯の歯肉縁下用キュレット

　前歯部は、特に審美性にも配慮しなければならない部位です。インスツルメンテーション時には、刃の小さいもの、もしくはシャープニングにより細くなった刃を注意深く使用することを推奨します。

　先述のとおり、ポケット内に入った刃部は見えないので、第一シャンクが歯面に平行であることを確認しながら、インスツルメンテーションします（図12）。

図12a　＃1/2　前歯部歯肉縁下インスツルメンテーションの例

歯石の最根尖部にキュレットの先端部をまわしこみ、引き上げましょう。

第一シャンクと歯面を平行に！

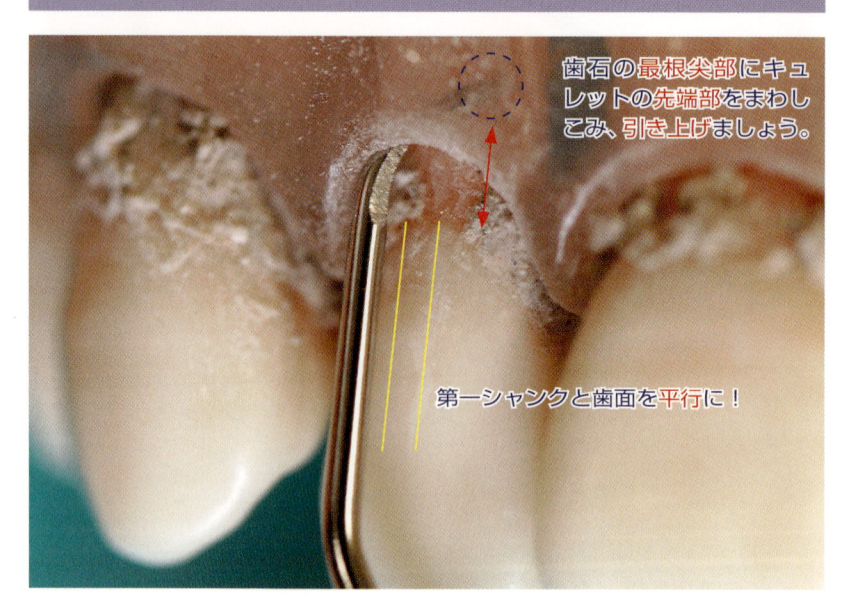

図12b　＃1/2　小臼歯部歯肉縁下インスツルメンテーションの例

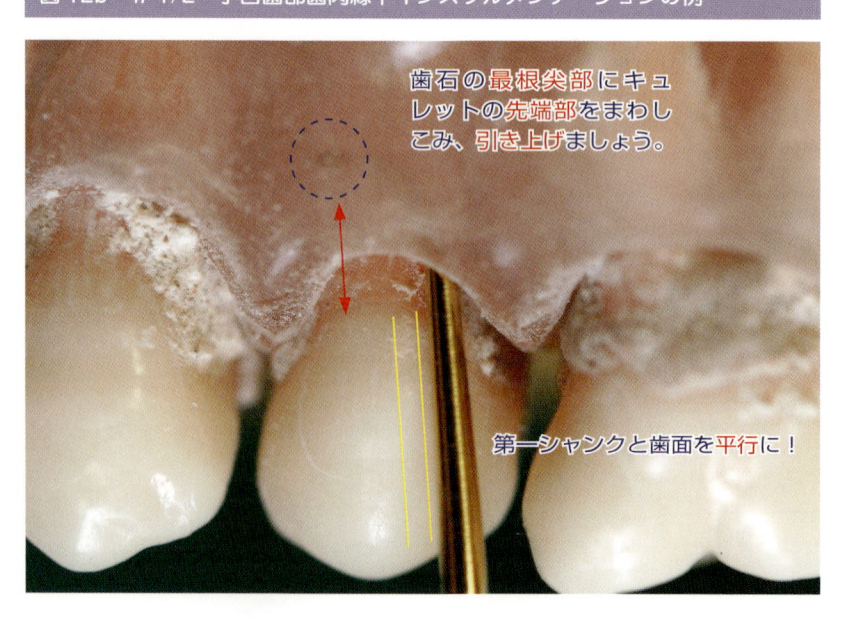

歯石の最根尖部にキュレットの先端部をまわしこみ、引き上げましょう。

第一シャンクと歯面を平行に！

2 グレーシーキュレットによるペリオドンタルインスツルメンテーションとは

#11/12 小臼歯、大臼歯の近心面用キュレット

図13aは、第一大臼歯近心面のインスツルメンテーションのようすです。口蓋側中央からキュレットを挿入し、近心ポケット内に刃をまわしこむように操作します。

また根分岐部のインスツルメンテーションは、近心根と遠心根に分けて対応します。図13bは、#11/12のキュレットで第一大臼歯遠心根の近心側をインスツルメンテーションしているようすです。

この部位も、他の部位と同様に、施術している部位の歯面と第一シャンクが平行であるかどうかをチェックしながら、インスツルメンテーションしましょう。

図13a　#11/12　大臼歯近心面歯肉縁下のインスツルメンテーションの例

第一シャンクと歯面を平行に！

口蓋側中央からキュレットを挿入し、近心ポケット内に刃をまわしこんで…。

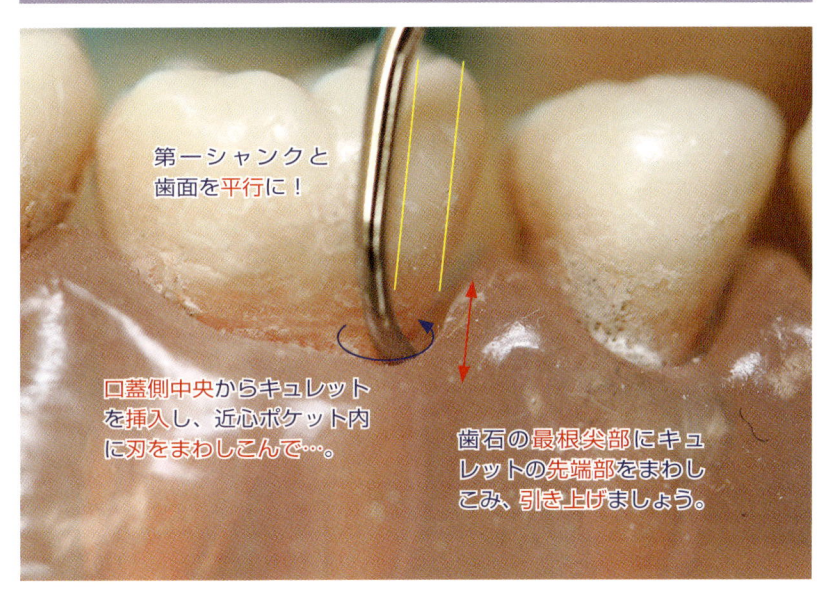

歯石の最根尖部にキュレットの先端部をまわしこみ、引き上げましょう。

図13b　#11/12　第一大臼歯遠心根近心側のインスツルメンテーションの例

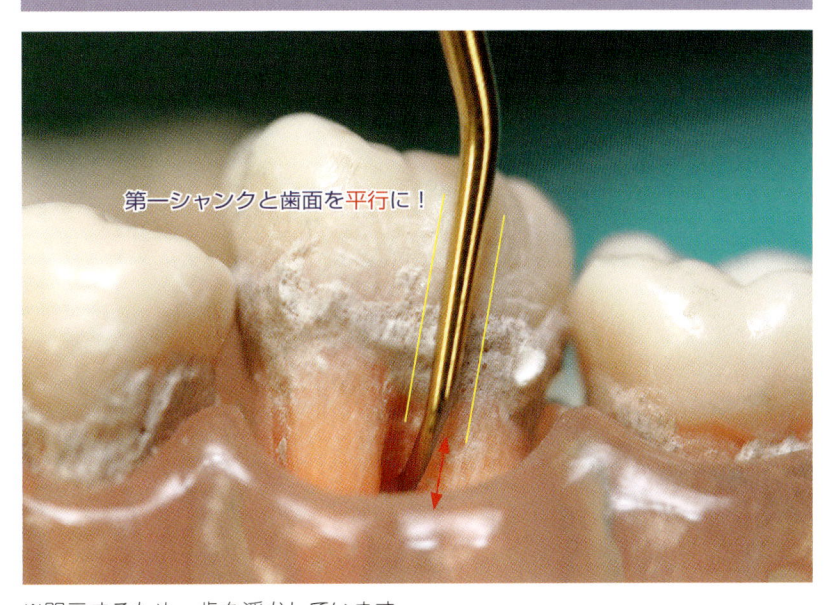

第一シャンクと歯面を平行に！

※明示するため、歯を浮かしています。

41

#13/14 小臼歯、大臼歯の遠心面用キュレット

　図14aは、大臼歯遠心側のインスツルメンテーションのようすです。第一シャンクを歯面と平行に保ちながら、歯石の付着状況に応じて、歯周ポケット内でストロークに強弱をつけましょう。

　また根分岐部のインスツルメンテーションは、近心根と遠心根に分けて対応します。図14bは、#13/14のキュレットで第一大臼歯近心根の遠心側をインスツルメンテーションしているようすです。近心根の歯根遠心面に刃をフィットさせ、歯根の湾曲に沿うように引き上げます。

　複根歯に対する器具選びは、歯根の解剖学的形態を把握しておくこと、それぞれの根の位置、太さ、湾曲を考慮することが大切です。

図14a　#13/14　大臼歯遠心面歯肉縁下のインスツルメンテーションの例

第一シャンクと歯面を平行に！

歯石の最根尖部にキュレットの先端部をまわしこみ、引き上げましょう。

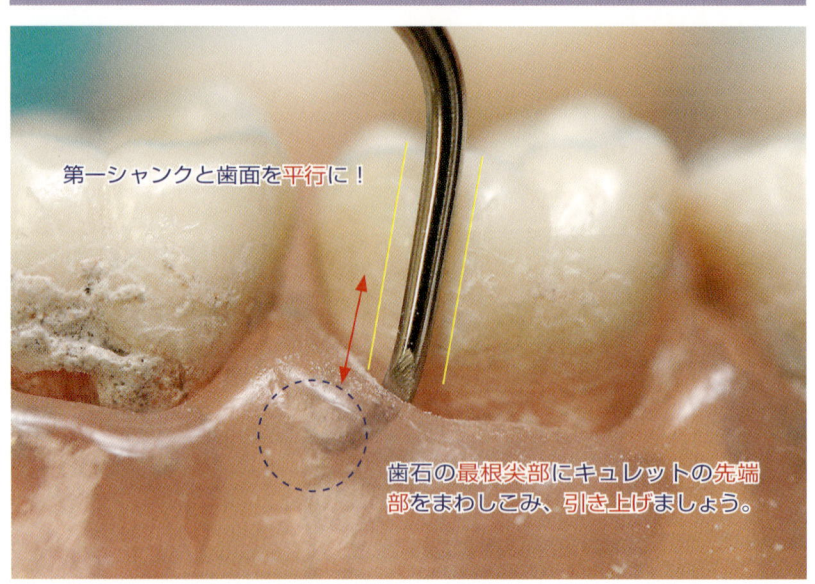

図14b　#13/14　第一大臼歯近心根遠心側のインスツルメンテーションの例

第一シャンクと歯面を平行に！

歯根の湾曲に沿わせて引き上げる。

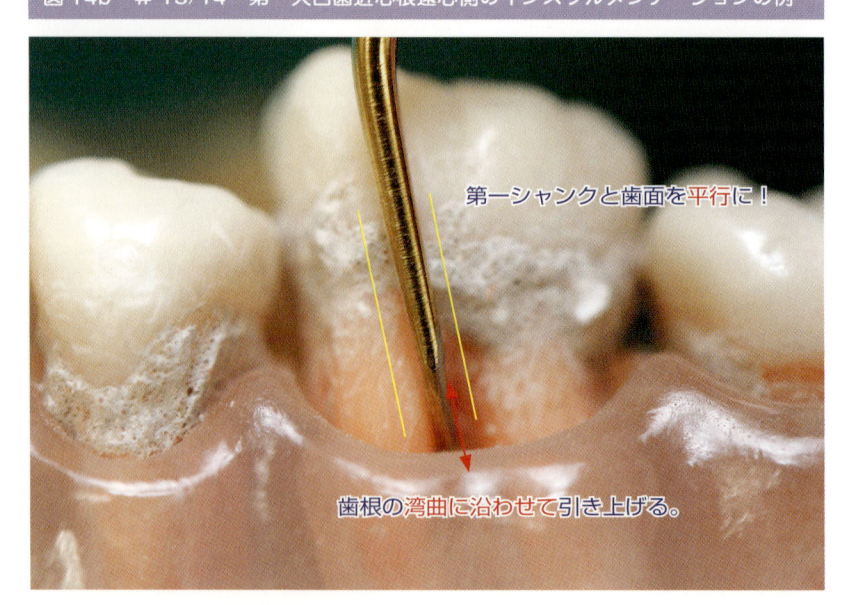

※明示するため、歯を浮かしています。

ぜひとも習得したいグレーシーキュレットのインスツルメンテーションテクニック

ていねいなインスツルメンテーションで歯肉の改善を図ろう

グレーシーキュレットによるインスツルメンテーションで、まず習得していただきたいのは、これまで解説した基本に忠実に、ていねいなインスツルメンテーションを心がけることです。

根面は、強固な歯石やバイオフィルムが付着していますが、根面そのものはとてもデリケートです。根面を傷つけないようにていねいなインスツルメンテーションを行うことで、歯槽骨の改善、歯肉の改善が図れることを、まずは実感しましょう。

図15a　ていねいなインスツルメンテーションで改善した例：初診時の状態

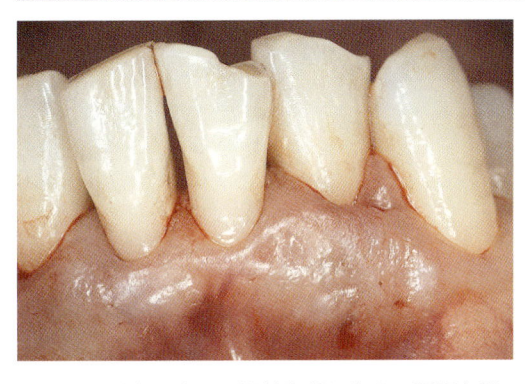

初診時口腔内写真。下顎前歯部に歯肉の腫脹と発赤が顕著であり、根面の触知では粗造感も大きい。歯石が根面全体に薄く付着した状態がわかり、歯肉縁下でのキュレットの操作を、「線」をつなげながら「面」になるよう気をつけました。

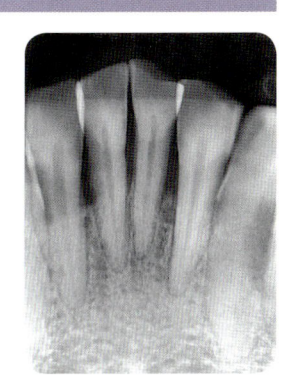

初診時エックス線写真。歯根の約2分の1まで骨吸収が進み、骨頂の像も鮮明さに欠けています。根面に広く、薄く付着した歯石はエックス線写真で評価しにくい場合があります。

図15b　ていねいなインスツルメンテーションで改善した例：メインテナンス時の状態

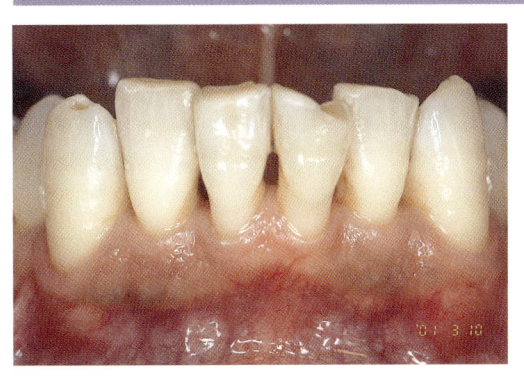

メインテナンス時の口腔内写真。歯肉退縮は避けられませんでしたが、歯肉辺縁の炎症は消失し、安定した状態が維持されています。クリニカルプロービング値は3mm以内で、BoPも認められません。

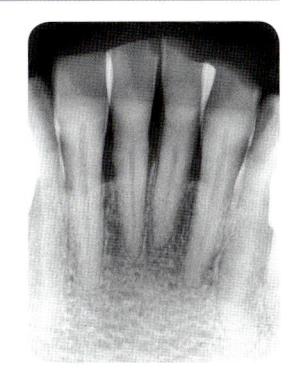

骨頂が鮮明で平坦化されました。咬合性外傷を疑い、|2の切端咬耗部は咬合の診査・調整を受けました。

外科手術時に、インスツルメンテーションの質をチェックしよう

歯周基本治療ののち、外科手術に移行した場合は、インスツルメンテーションの質をチェックするいいチャンスです。取り残しはないか、根面に傷をつけていないかなど、自分のインスツルメンテーションを評価することが、上達へのステップといえます。

図16a　上顎臼歯部のインスツルメンテーション

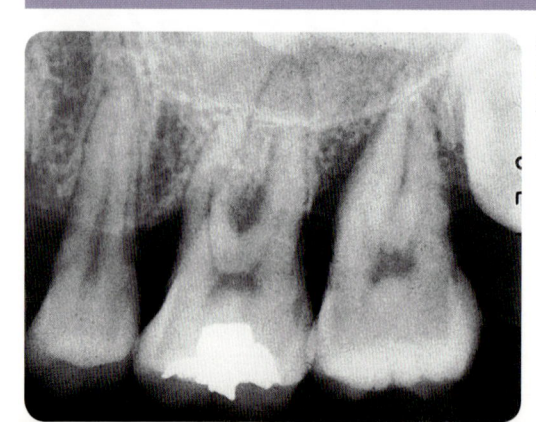

初診時のエックス線写真。7̲は根尖にまで及ぶ骨吸収像が見られます。また6̲根分岐部と遠心部に骨吸収像が顕著です。

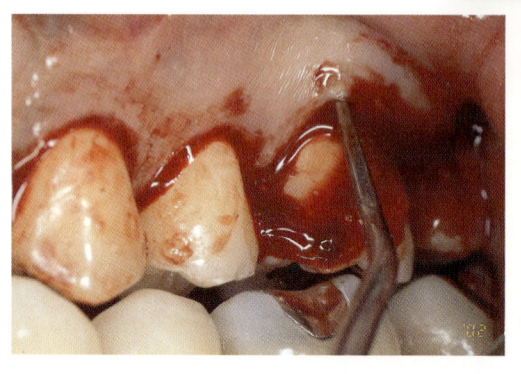

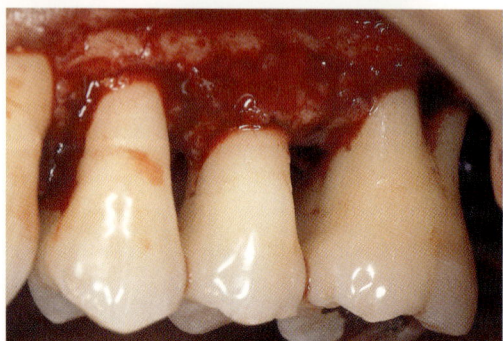

左：基本治療中、グレーシーキュレットにてSRPを行いましたが、十分とはいえません。
右：外科処置時の状態。外科によるインスツルメンテーションにより、根面が滑沢になっていることがわかります。

図16b　下顎前歯部のインスツルメンテーション

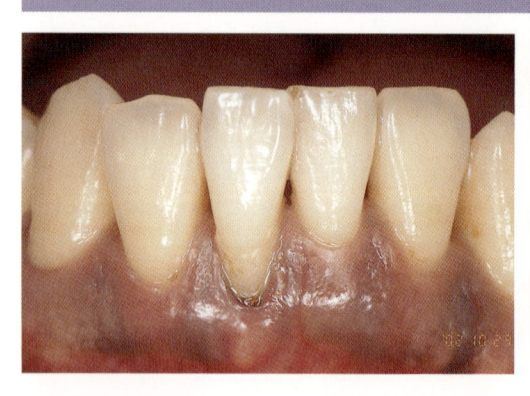

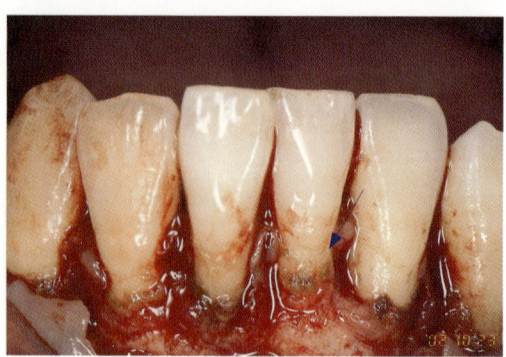

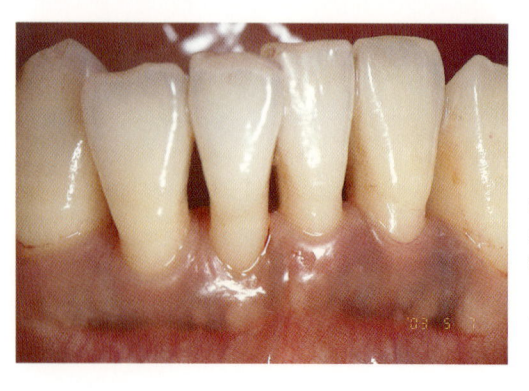

左上：歯周外科処置を前提とした基本治療。縁上歯石を除去し、縁下は外科時に徹底して行います。
右上：外科手術時に、根面の深いところに歯石の取り残しが確認できました。
下：メインテナンス時。辺縁歯肉の退縮が起こりましたが、健康を回復したと考えます。知覚過敏の訴えはありませんでした。

3
ユニバーサルキュレットによる ペリオドンタル インスツルメンテーション

フリーランス歯科衛生士
長谷ますみ

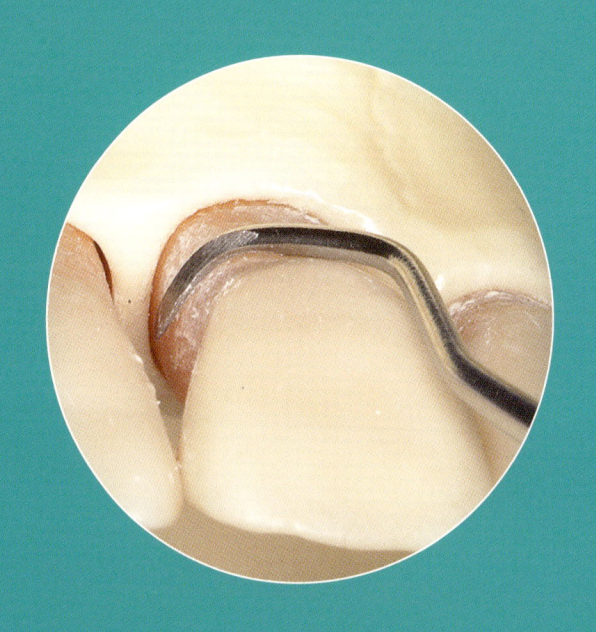

ユニバーサルキュレットの構造

ユニバーサルキュレットの構造

ユニバーサルキュレットは、第一シャンクに対して90度に内面がついており、両刃です（**図1**）。

それゆえ、グレーシーキュレットと同じように第一シャンクを根面に平行にして挿入すると、歯肉縁下への挿入幅が大きくなったり、根面と反対側のカッティングエッジで内縁上皮を傷つけやすいといわれています。

しかし、カッティングエッジの角度をグレーシーキュレットと同じ条件（根面に対して内面ラインを20度程度傾ける）にすると、刃の湾曲がグレーシーキュレットよりも根面の湾曲に沿いやすい状態になります。こうすることで、歯肉縁下への挿入がしやすくなるばかりか、根面と反対側のカッティングエッジで内縁上皮を傷つける危険性もなくなります（**図2**）。

図1　ユニバーサルキュレットの基本構造

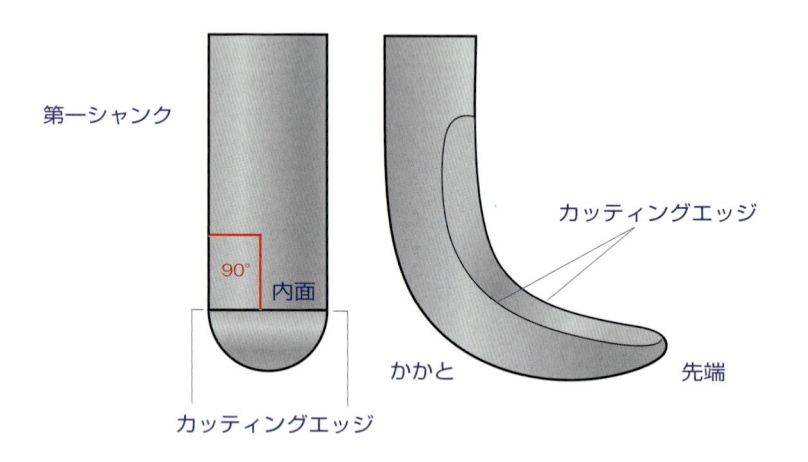

図2　シャンクを傾けると刃に湾曲が生まれ、根面に適合しやすくなる

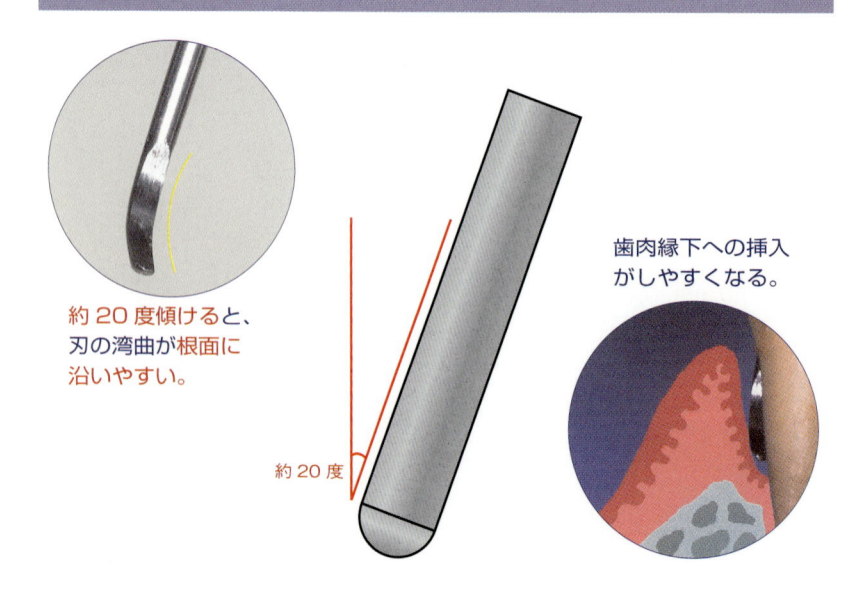

約20度傾けると、刃の湾曲が根面に沿いやすい。

約20度

歯肉縁下への挿入がしやすくなる。

ユニバーサルキュレットの特徴と適応部位

ユニバーサルキュレットの特徴

図3 ユニバーサルキュレットのカッティングエッジは長い

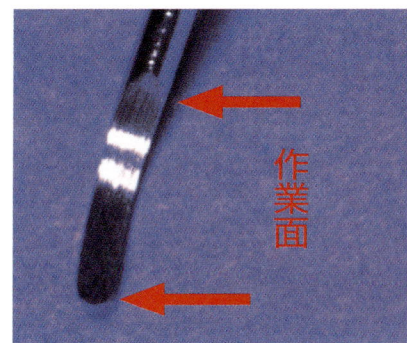

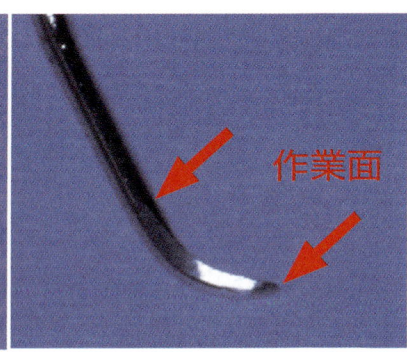

作業面

作業面

作業面をすべて有効に使うことができる

　ユニバーサルキュレットのカッティングエッジは、刃の先端部分からかかと部、そして第一シャンク移行部に至るまで施されており、かかと部から先端部まで立体的なラインで根面にフィットさせることができます（**図3**）。

豊隆のある根面への適合が確実にできる

　ユニバーサルキュレットは、カッティングエッジを傾けるほど（0度に近づけるほど）刃の湾曲が強くなり、カッティングエッジを起こすほど（90度に近づけるほど）湾曲が緩やかになります（**図1、2**）。つまり、根面の形態や状況に合わせてカッティングエッジの角度を変えることで、根面に適合した刃の湾曲を作り出すことができます。これによって、グレーシーキュレットでは苦手とされている隅角部や、小臼歯の隣接面などの根面の陥凹面などのくぼみにも、刃をフィットさせることが可能になります（**図4**）。

図4 ユニバーサルキュレットは、カッティングエッジが隅角部によくフィットする

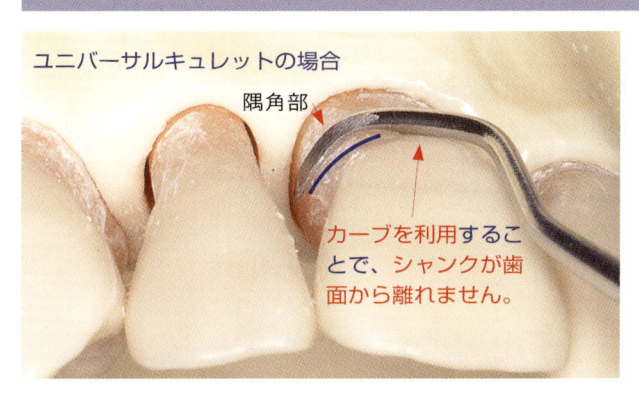

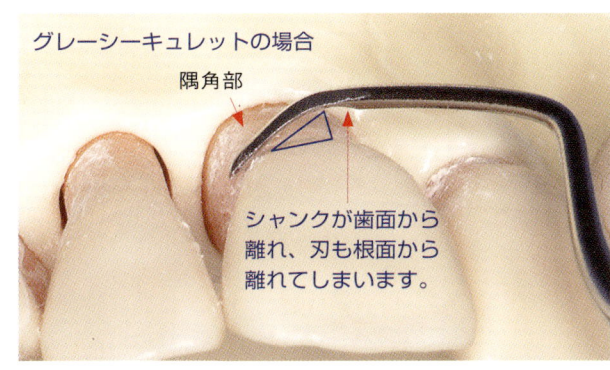

ユニバーサルキュレットの場合
隅角部
カーブを利用することで、シャンクが歯面から離れません。

グレーシーキュレットの場合
隅角部
シャンクが歯面から離れ、刃も根面から離れてしまいます。

新人歯科衛生士のためのペリオドンタルインスツルメンテーション

1回の挿入で4分の1面のインスツルメンテーションが可能

グレーシーキュレットで隅角部のインスツルメンテーションをする際、根面の豊隆に適合させようとすると刃が浮き上がり、歯肉に負担をかける恐れがあります。そのため刃の小さくなったキュレットに持ちかえて対応する必要が生じます。

しかし根面の湾曲に対応できるユニバーサルキュレットは、1回の挿入で隣接面から頬側面、または隣接面から舌側面へと、歯肉縁下で回転移動することができるため、4分の1面の連続したインスツルメンテーションが可能になります（図5、6）。

図5　1/4面連続してできる

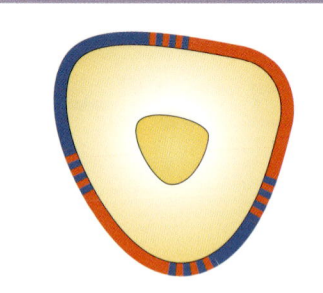

図6　ユニバーサルキュレットは、隣接面から頬側面へと歯周ポケット内で刃の移動が可能

隣接面はもちろん
▽
▽
▽
▽

隅角部もそのまま可能
▽
▽
▽

頬側面まで移動できる

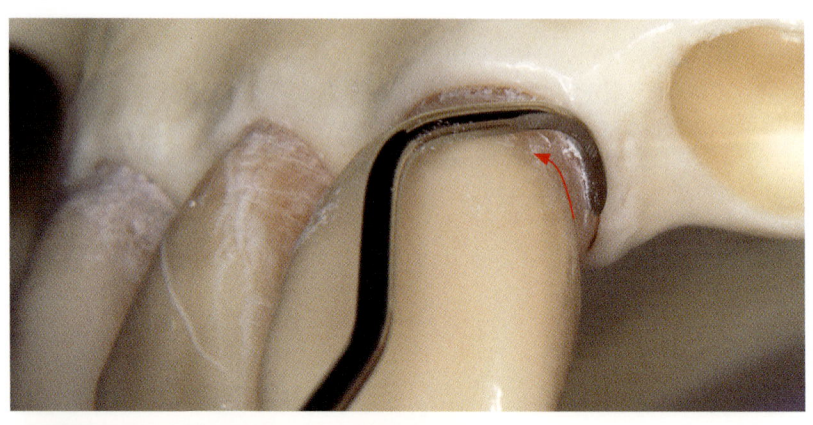

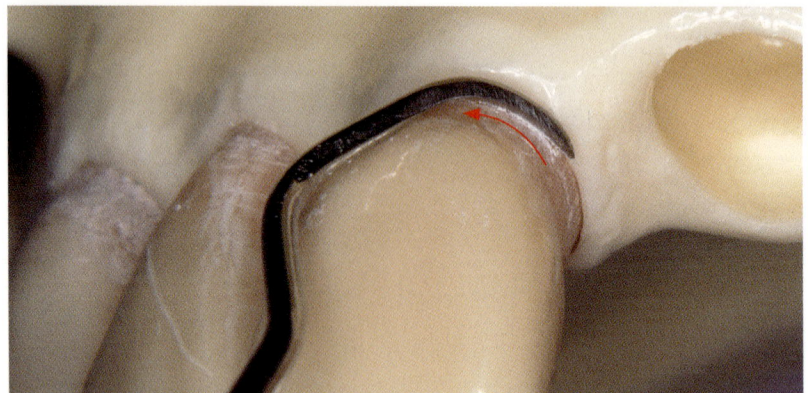

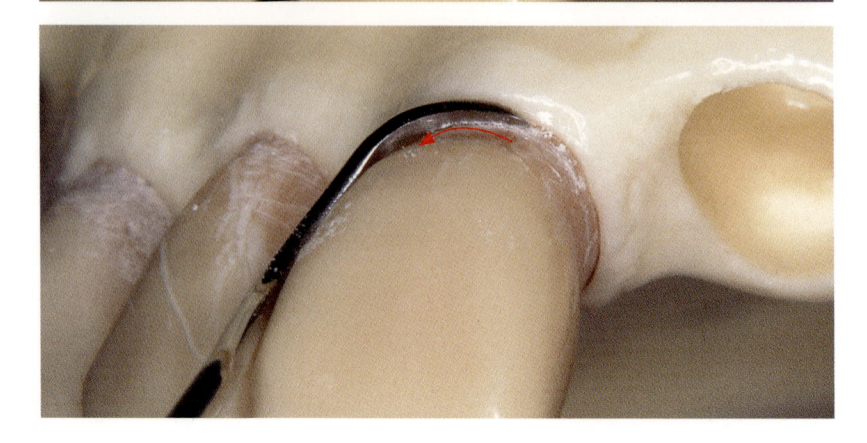

48

ユニバーサルキュレットの適応部位

初期の歯周炎の歯周ポケットであれば、コロンビア大学型キュレット＃13/14のユニバーサルキュレット1本で、第二小臼歯以降の遠心面を除く全顎が適応部位となります。なお、第二小臼歯以降の遠心面は、グレーシーキュレットによるインスツルメンテーションを行います（図7）。

図7　コロンビア大学型＃13/14ならば、第二小臼歯以降の遠心面を除く全顎が適応部位となる

近心・遠心、頬側・口蓋側すべて適応

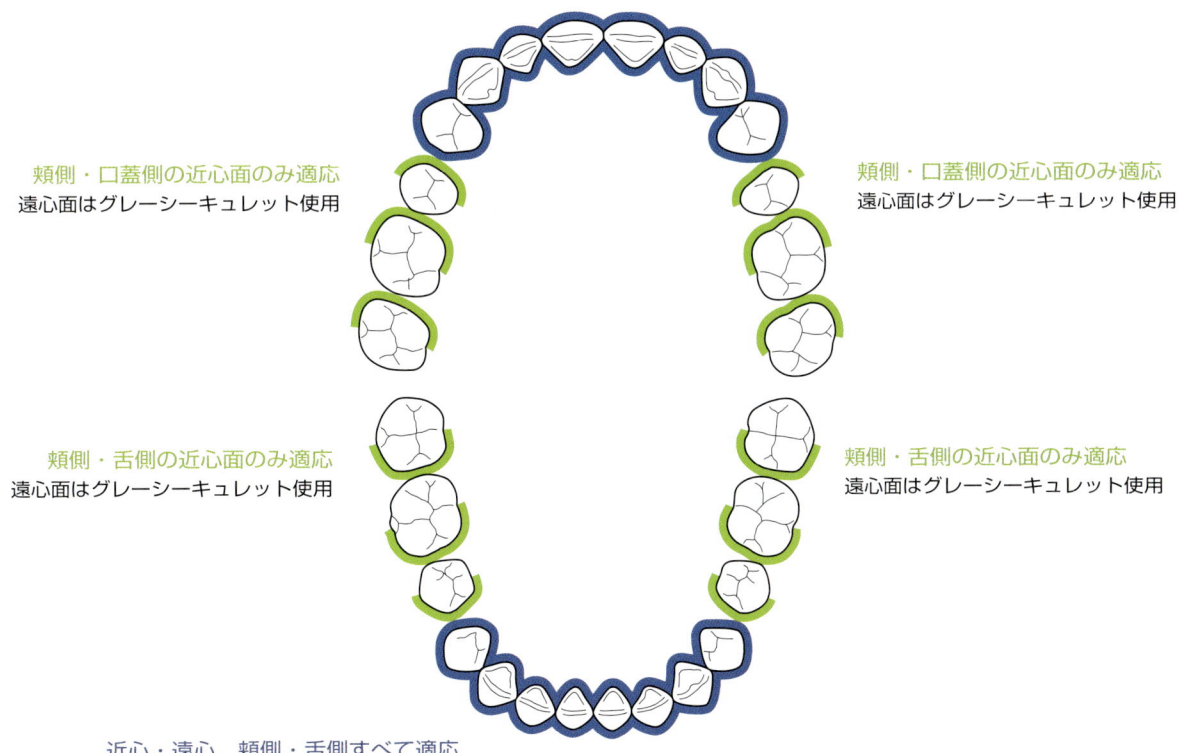

頬側・口蓋側の近心面のみ適応
遠心面はグレーシーキュレット使用

頬側・口蓋側の近心面のみ適応
遠心面はグレーシーキュレット使用

頬側・舌側の近心面のみ適応
遠心面はグレーシーキュレット使用

頬側・舌側の近心面のみ適応
遠心面はグレーシーキュレット使用

近心・遠心、頬側・舌側すべて適応

ユニバーサルキュレットの基本的な使い方

ユニバーサルキュレットの持ち方

図8a　基本の持ち方

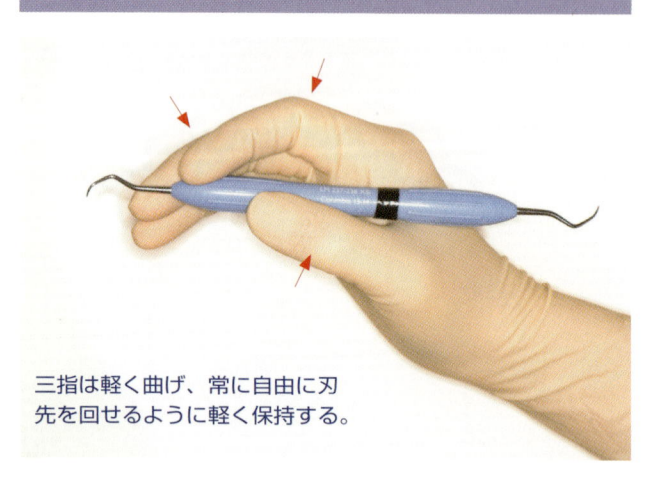

三指は軽く曲げ、常に自由に刃先を回せるように軽く保持する。

❗ アドバイス　部位によって手首の向きを変えよう

　手首の向きは、術歯の部位、状態によって、適宜変化させます。もっとも大切なことは、施術部位に対して、無理な姿勢をとらなくても刃を適切な角度で挿入できるかどうかです。適切な挿入角度がとれるように、手首の向きやポジショニング、レストの位置を変えるなどしましょう。

図8b　パームアップ

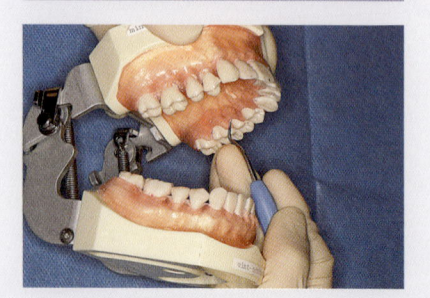

主な適応部位は
・7654 の頰側
・|3 4 5 6 7 の口蓋側
などです。

図8c　パームダウン

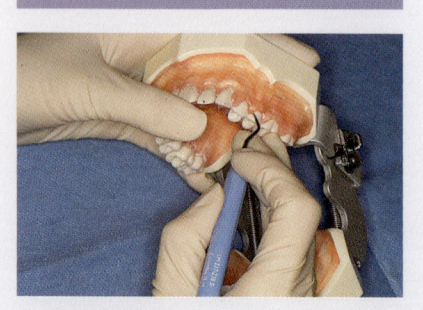

主な適応部位は
・7654 の口蓋側
・|4 5 6 7 の頰側
などです。

施術部位別・ポジショニングの求め方

以下の図9に示したポジショニングは、患者さんの状態、術者の利き手などの違いによって、変化します。

ポジショニングで大切なことは、施術時に無理な姿勢をとることなく、術歯にとってもっとも適切な刃の挿入角度を得られる位置を探すことです。

図9a　バックポジションの例

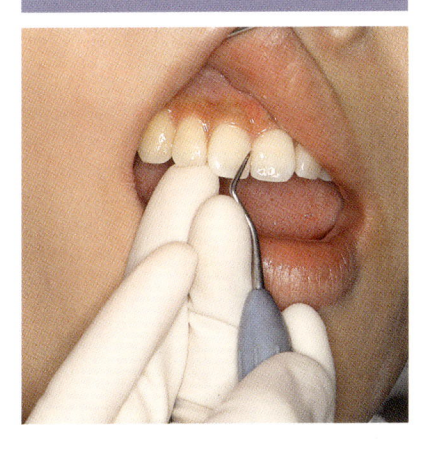

バックポジションから行う部位の例

- 3⎯3 の唇側
- 2⎯2 の口蓋側
- 7⎯7 の頬・舌側

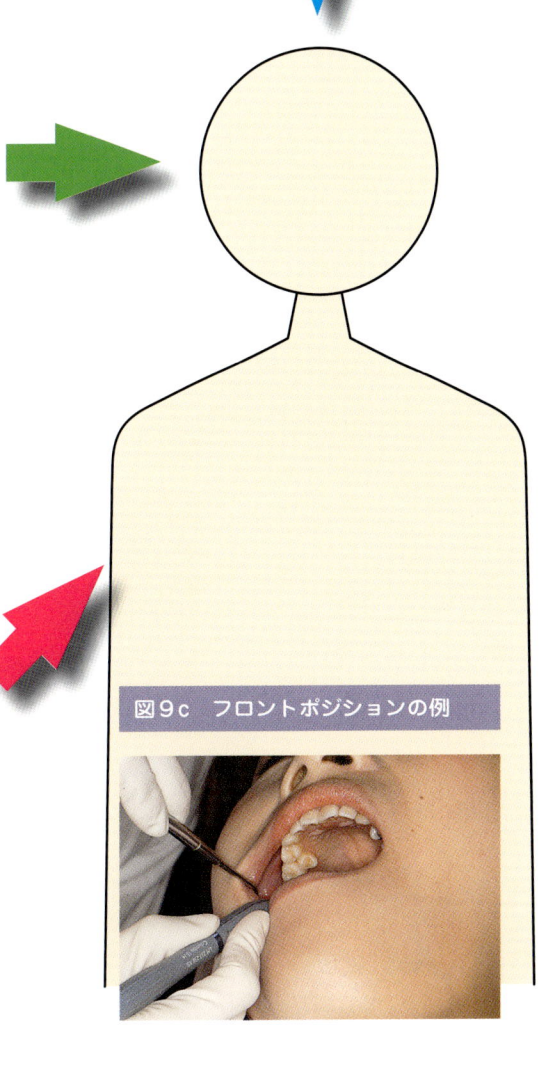

サイドポジションから行う部位の例

- 7654| の頬側
- |34567 の口蓋側

図9b　サイドポジションの例

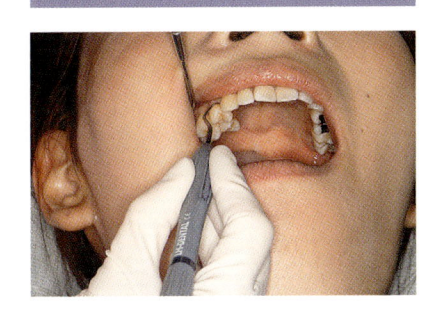

フロントポジションから行う部位の例

- |76543 の口蓋側
- |4567 の頬側

図9c　フロントポジションの例

施術時のレストの求め方

レストの求め方は、患者さんの状態、術者の利き手などの違いによって、変化します。

レストの確保で大切なことは、施術時に無理な姿勢をとることなく、術歯にとってもっとも適切な刃の挿入角度を得られる位置を探し、その状態でレストとして安定するところを確保することです。

隣在歯にレストを求める部位の例

隣在歯にレストを求める部位の例としては、
① 5┼6の頬側
② 6┼6の口蓋側
③ 3┼3の唇舌側
④ 5 4┤の頬舌側
などです。

なお、└4 5 6 7を行うときは、ややレストが離れ、└1 2にレストを求めます。

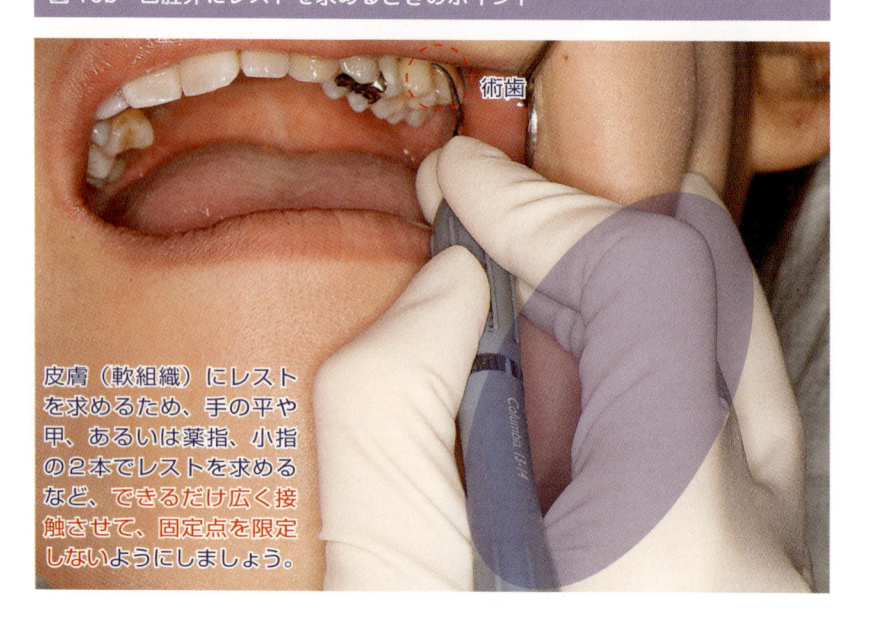

図10a　隣在歯にレストを求めるときのポイント

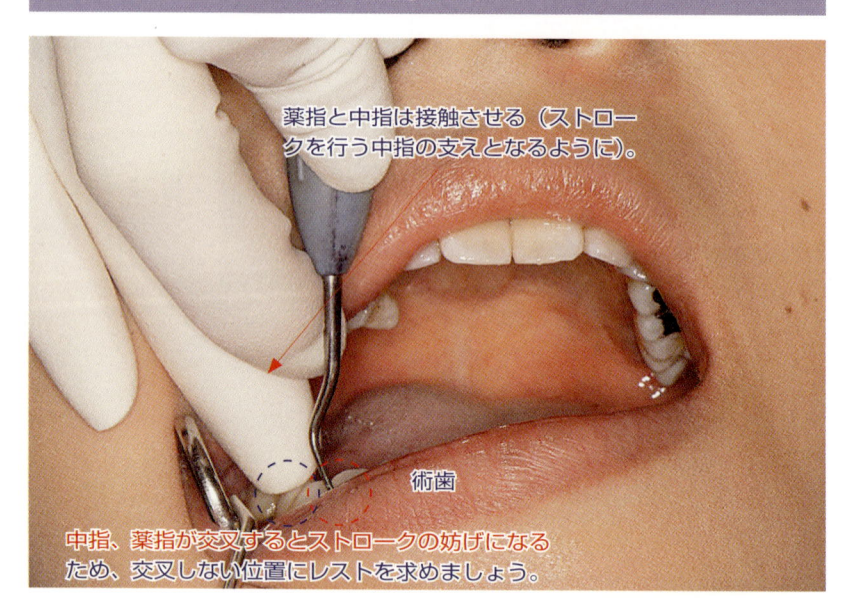

薬指と中指は接触させる（ストロークを行う中指の支えとなるように）。

術歯

中指、薬指が交叉するとストロークの妨げになるため、交叉しない位置にレストを求めましょう。

口腔外にレストを求める部位の例

口腔外にレストを求める部位の例としては、
① └7の頬側
② └7の口蓋側
③ └7の口蓋側
④ └7 6の頬側
⑤ └7の頬側
などです。

図10b　口腔外にレストを求めるときのポイント

術歯

皮膚（軟組織）にレストを求めるため、手の平や甲、あるいは薬指、小指の2本でレストを求めるなど、できるだけ広く接触させて、固定点を限定しないようにしましょう。

3 ユニバーサルキュレットによるペリオドンタルインスツルメンテーション

図10c 同側の対合歯にレストを求めるときのポイント

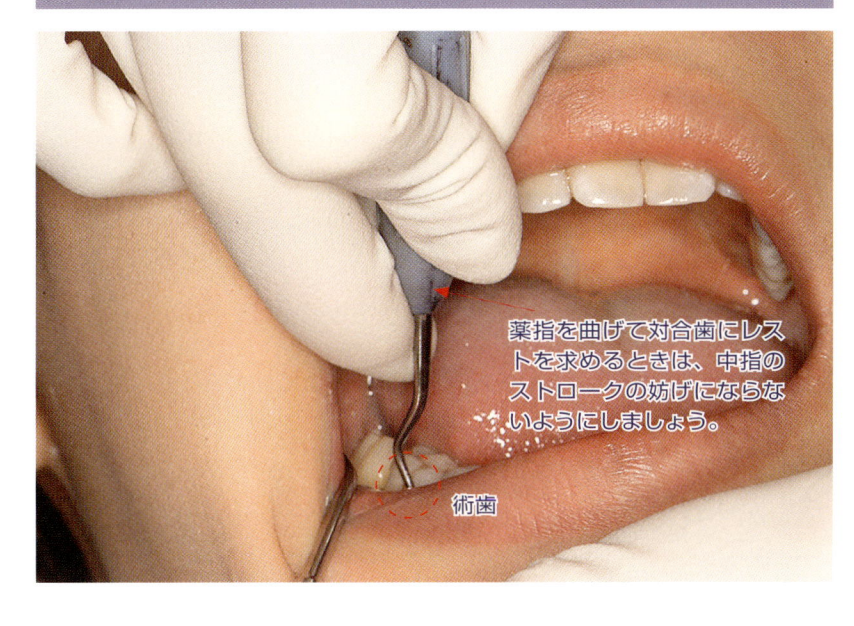

薬指を曲げて対合歯にレストを求めるときは、中指のストロークの妨げにならないようにしましょう。

術歯

同側の対合歯にレストを求める部位の例

同側の対合歯にレストを求める部位の例としては、
①７６|の頬側
②７６|の舌側
などです。

図10d 反対側の対合歯にレストを求めるときのポイント

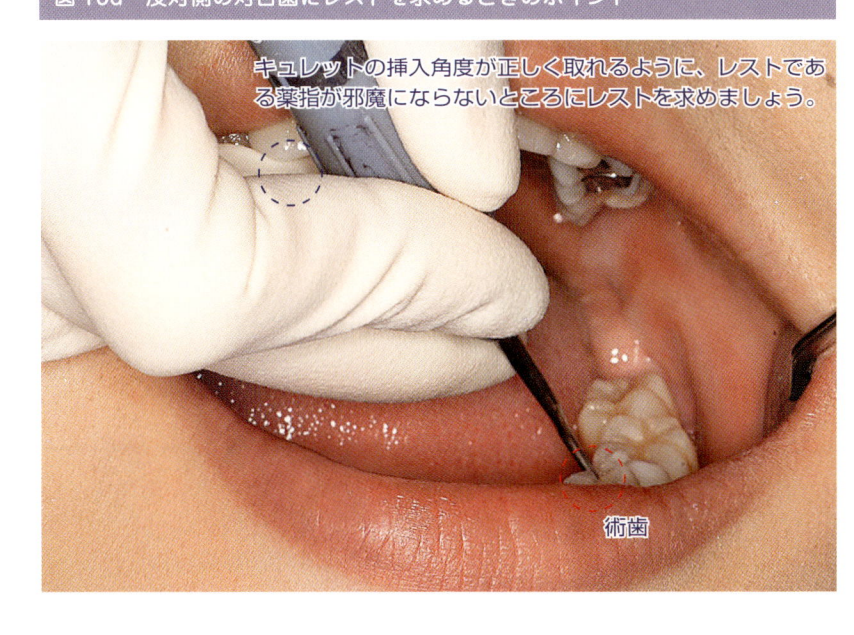

キュレットの挿入角度が正しく取れるように、レストである薬指が邪魔にならないところにレストを求めましょう。

術歯

反対側の対合歯にレストを求める部位の例

反対側の対合歯にレストを求める部位の例としては、
①７６|の口蓋側
②|６７の舌側
となります。

53

ユニバーサルキュレットの歯周ポケットへの挿入方法

ユニバーサルキュレットの歯周ポケットへの挿入方法は、以下の2パターンがあります。

挿入方法パート1は、基本的な挿入方法で、ほとんどの部位で対応できます。

挿入方法パート2は、歯間乳頭の浮腫や増殖が強い場合に、応用として用います。

対象歯、歯肉の状況に応じて、適宜判断して挿入しましょう。

挿入方法パート1

図11　挿入方法パート1のながれ

STEP 1

歯冠のコンタクトポイントに刃の先端を置き、コンタクトラインに沿って刃をなで下ろしていきます。

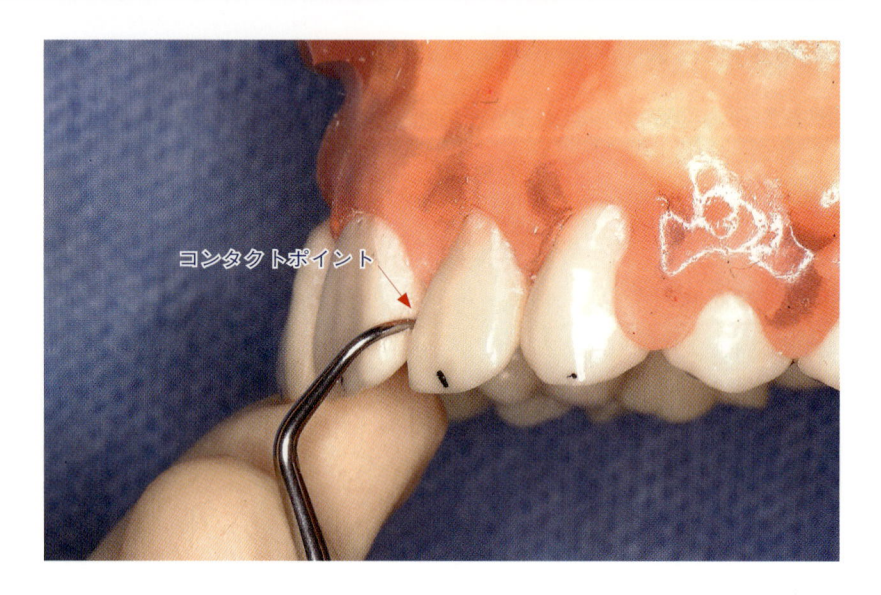

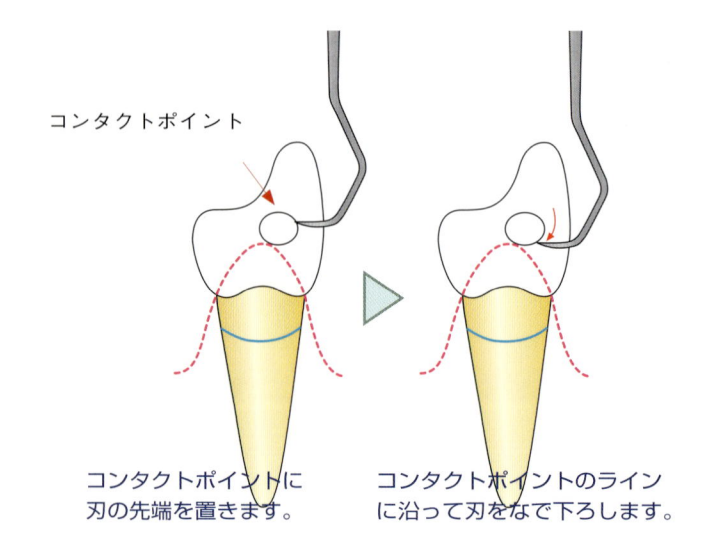

コンタクトポイント

コンタクトポイント

コンタクトポイントに刃の先端を置きます。

コンタクトポイントのラインに沿って刃をなで下ろします。

3 ユニバーサルキュレットによるペリオドンタルインスツルメンテーション

STEP 2

刃先がコンタクトポイントの下まで来たら、刃先を歯面から離さないように意識しながら、刃先から歯間乳頭の中に挿入していきます。

▽
▽
▽

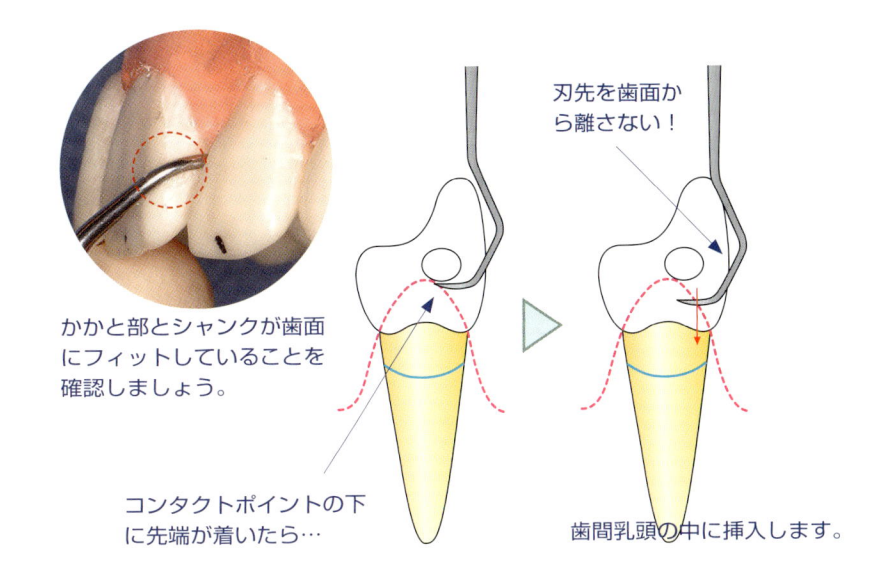

かかと部とシャンクが歯面にフィットしていることを確認しましょう。

コンタクトポイントの下に先端が着いたら…

刃先を歯面から離さない！

歯間乳頭の中に挿入します。

STEP 3

セメント-エナメル境（CEJ）まで刃が挿入できたら、先端部からかかと部まで歯面から刃が浮かず、しっかりとフィットしていることを確認しましょう。

しっかりとフィットしていれば、そのまま歯周ポケット底まで降ろしていきます。

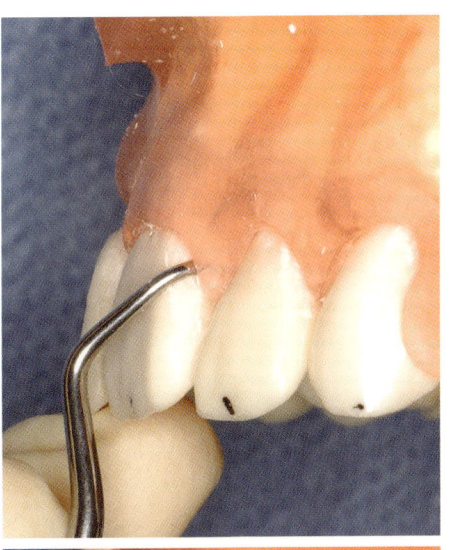

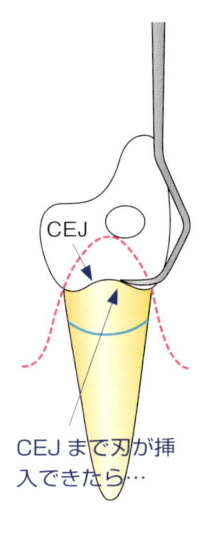

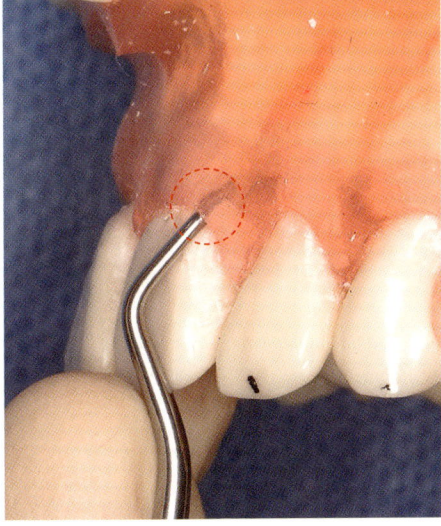

CEJまで刃が挿入できたら…

しっかりと刃が根面にフィットしていることを確認！

シャンクが歯肉を広げていないため、患者に痛みを与えずスムースにポケット底まで到達させることができます。

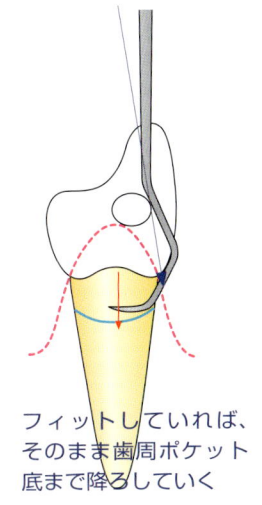

フィットしていれば、そのまま歯周ポケット底まで降ろしていく

挿入方法パート2

図12 挿入方法パート2のながれ

STEP 1

できるだけ刃の内面を根面に沿わせるようにし、挿入幅を薄くするようにします。そうすると、かかと部が隅角部のカーブに適合し、歯肉に負担なく挿入できます。このとき、かかと部から先端まですべての刃が歯面にフィットしていることを確認します。

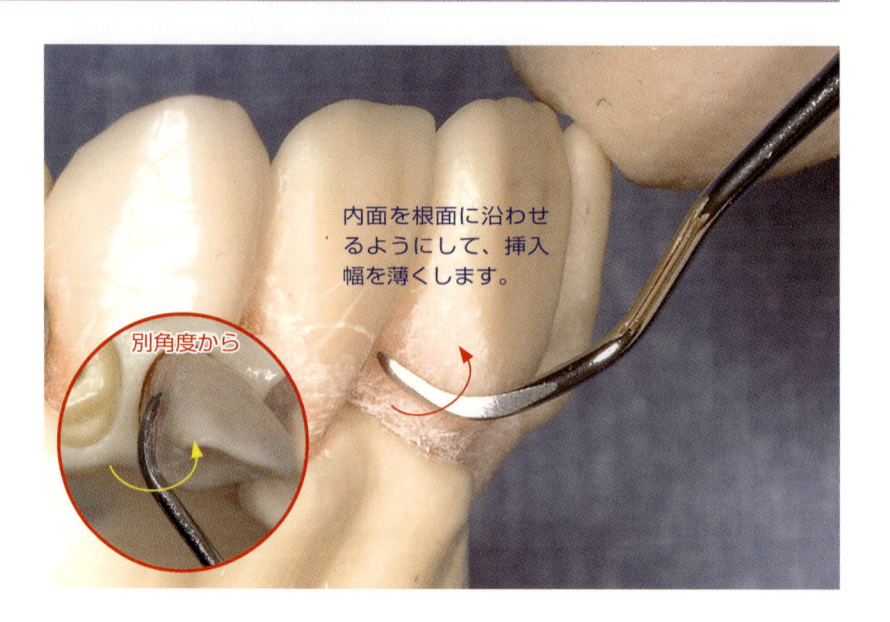

内面を根面に沿わせるようにして、挿入幅を薄くします。

別角度から

▽
▽
▽

STEP 2

かかと部から先端の刃は、辺縁歯肉のラインに合わせます。刃の先端は上を向いています。

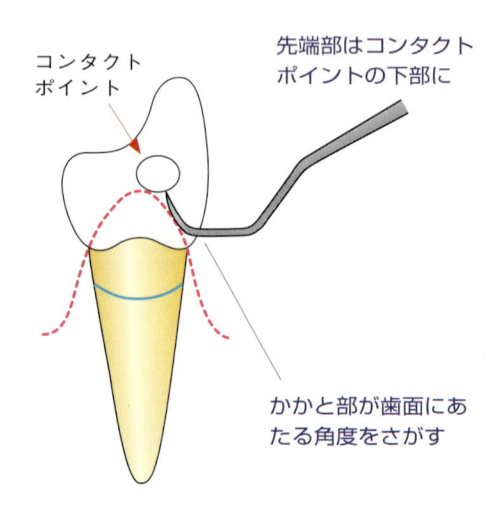

コンタクトポイント

先端部はコンタクトポイントの下部に

かかと部が歯面にあたる角度をさがす

▽
▽
▽
▽

56

3 ユニバーサルキュレットによるペリオドンタルインスツルメンテーション

STEP 3

刃のかかと部を中心に、歯面から刃が離れないように、ゆっくりと刃の先端部を降ろしていきます。

歯面から刃が離れないように注意！

ゆっくりと刃の先端部を降ろす

STEP 4

先端部からかかと部まで根面から刃が浮かず、しっかりとフィットしていることを確認しましょう。

しっかりとフィットしていれば、そのまま歯周ポケット底まで降ろしていきます。

別角度から

しっかりと刃が根面にフィットしていることを確認！

フィットしていれば、そのまま歯周ポケット底まで降ろしていく

STEP 5

歯周ポケット底に近づいてくると同時に、徐々に第一シャンクを起こしてきます（内面も起きてきます）。

内面の作業角度は70度程度にします。これは、第一シャンクが歯面に対して20度傾いた状態です。グレーシーキュレットのように歯面とは平行になりません。

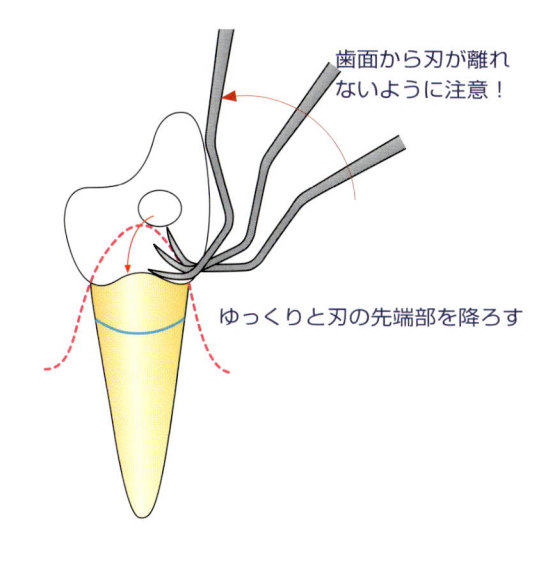

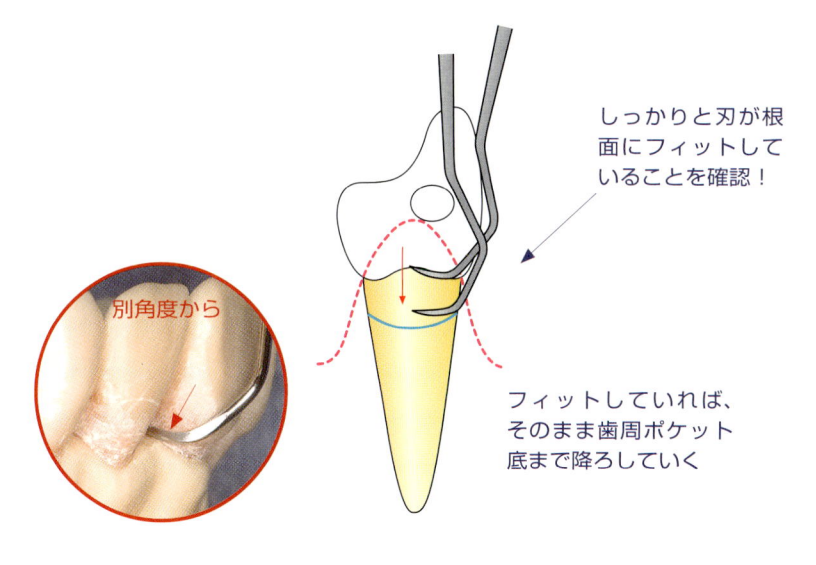

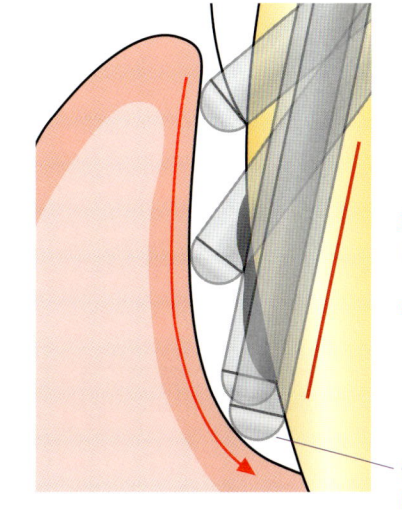

歯周ポケット底に近づくと同時に、第一シャンクをおこしていく

第一シャンクはグレーシーキュレットのように歯面と平行にはならない

作業角度は根面に対して70度

57

ユニバーサルキュレットのストロークの仕方

ストロークの基本イメージ

前歯先端、臼歯咬合面の中心にゴールを想定し、ストロークの始点（歯周ポケット底や歯石の下）より中心に向かって、わずかな回転のかかったストロークをします（図13a）。

図13a　ストロークのイメージ

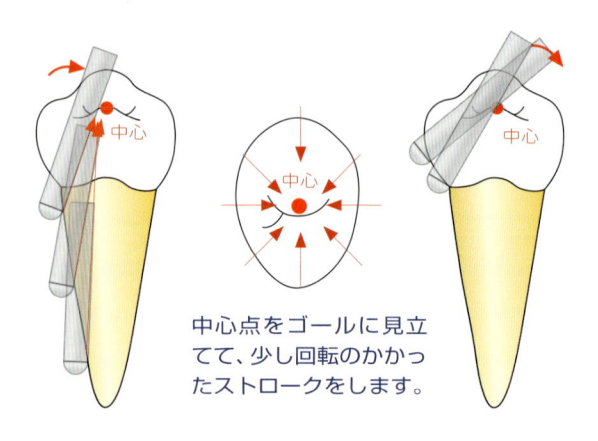

中心点をゴールに見立てて、少し回転のかかったストロークをします。

回転ストローク

歯の先端の中心へ向かうように回転させるストロークは、主に手首の回転を使います（図13b）。

主な適応部位は、
① 3⁺3 の唇側・口蓋側
② |4567 の口蓋側
③ 7654| の頬側
となります。

図13b　回転ストロークの仕方

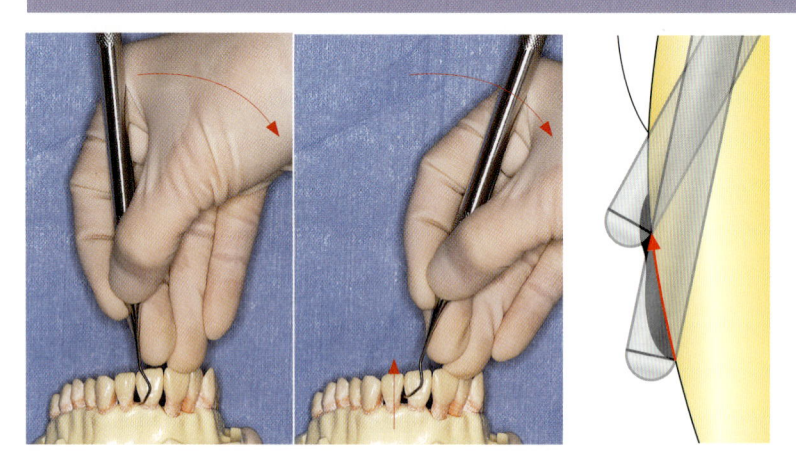

引き上げストローク

① 7⁺7 の頬舌側
② |4567 の頬側
③ 7654| の口蓋側
といった部位では、回転運動ではなく、3本の指を使って引き上げるストロークを行うとよいでしょう（図13c）。

図13c　引き上げストロークの仕方

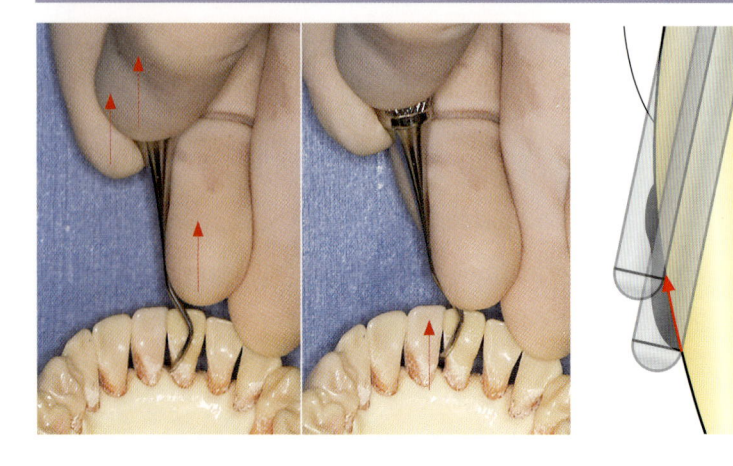

ぜひとも習得したいユニバーサルキュレットのインスツルメンテーションテクニック

図14 小臼歯根面の陥凹面などのくぼみにも容易に歯が到達する

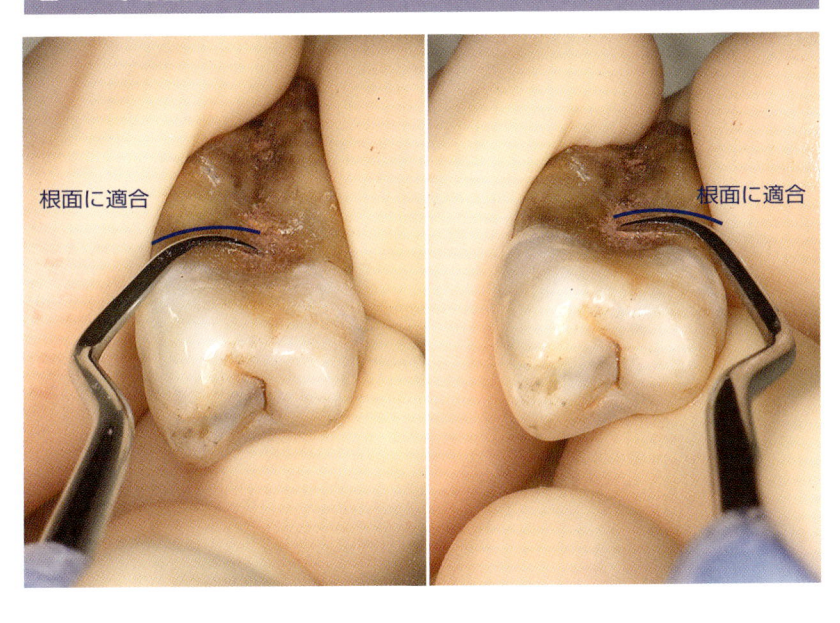

根面に適合

根面に適合

図15 根面の削合を最小限にして根面の滑沢化を図ろう

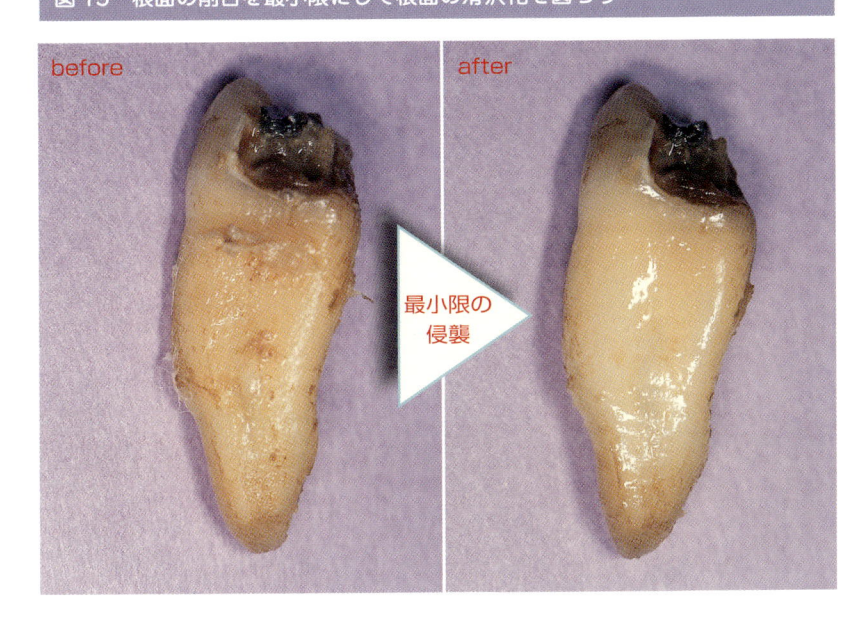

before　after

最小限の侵襲

ユニバーサルキュレットの最大の特徴は、グレーシーキュレットにはない根面のカーブへの適合のよさです。その特徴を活かすためにも、かかと部から先端部までのカッティングエッジを、根面のカーブにできるだけ適合させるテクニックを習得しましょう（**図14**）。

根面に当たっているカッティングエッジの触感を感じながら、刃を回転させ、接触面をつなげるように広げていきます。

そうすることで、ムラなく根面のデブライドメントが行え、さらに過剰に根面を削ってしまうことも避けることができます（**図15**）。

ユニバーサルキュレットの臨床応用例

この症例は、中等度以上に進行しつつある侵襲性歯周炎に罹患した、初診時33歳の女性の患者さんです（図16a）。

エックス線写真では、全顎にわたって歯槽骨の透過像が認められます（図16b）。また、局所的に深い歯周ポケットが認められます（図16c）。

ブラッシング指導ならびにユニバーサルキュレットを用いた歯周基本治療後の再評価にて、プロービング値の改善、歯肉の炎症の消退など改善が認められたため、メインテナンスに入りました。

図16a　初診時の口腔内写真（1997年11月）

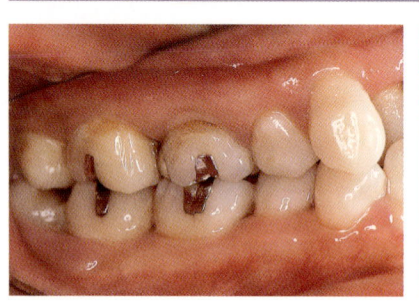

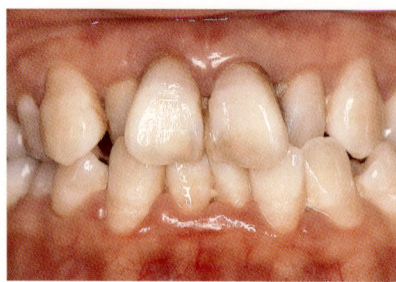

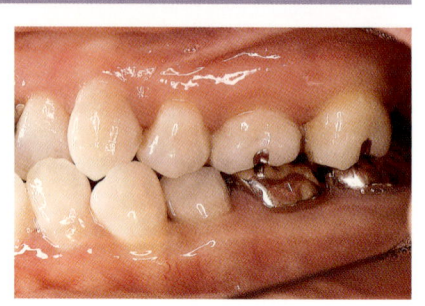

初診時の口腔内写真。プラークの付着は認められるが、ブラッシング状況がとりわけ悪い、というわけではありませんでした。

図16b　初診時のパノラマエックス線写真（1997年11月）

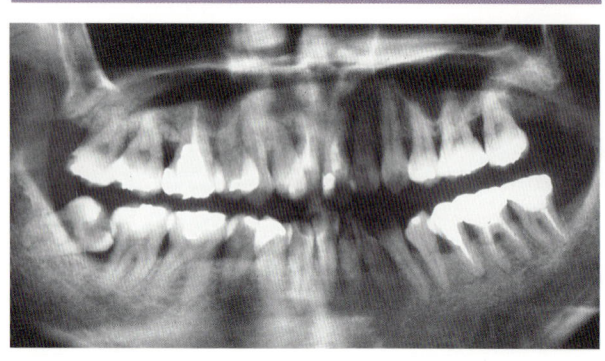

全顎にわたって骨吸収が認められます。また、歪んだ根なども認められ、歯周病のリスクが高いと考えられます。

図16c　初診時の歯周精密検査（1997年11月）

■ 4〜7mm　■ 7mm　〇：出血　● 排膿

出血部位は多く、局所的に深いポケットや排膿が認められます。

3 ユニバーサルキュレットによるペリオドンタルインスツルメンテーション

途中事情により中断があり、その間に他院にて 7| が抜歯となってしまったことを機に再び来院となり、以来定期的なメインテナンスを行っています。

図 16d〜f は、初診から 10 年経過した直近のメインテナンス時の状況です。一部深いポケットと出血が認められ、デブライドメントと抗菌薬にて対応していますが、全顎的には初診時と比較して格段に改善し、良好に維持されています。

図 16d　メインテナンス時の口腔内写真（2007 年 4 月）

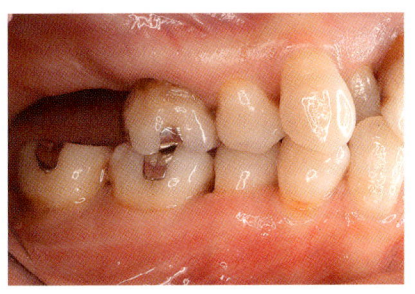

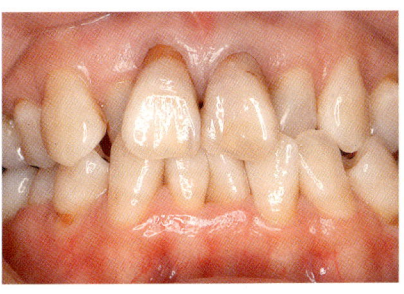

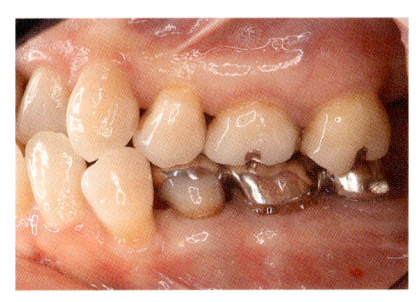

メインテナンス時の口腔内写真。プラークの付着は認められるものの、歯肉の状況は初診時と比較して安定しています（なお 7| は、中断時に別医院にて抜歯されました）。

図 16e　メインテナンス時のエックス線写真（2006 年 4 月）

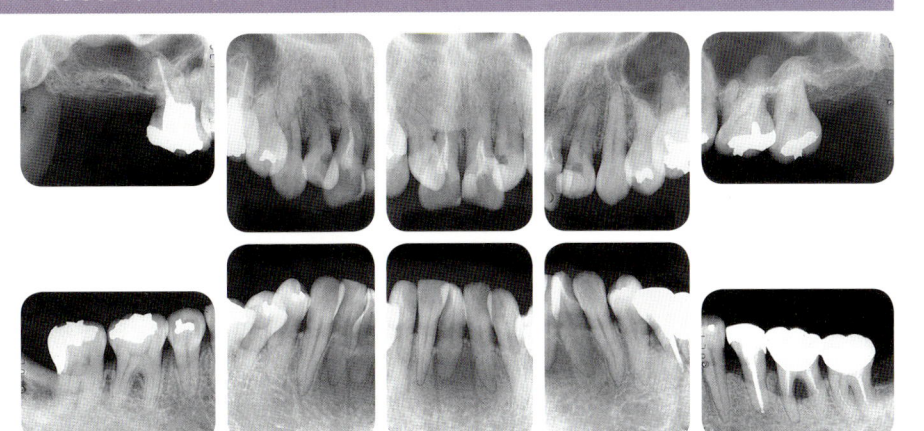

初診時から 9 年経過しているが、歯槽硬線は安定し、良好な経過が得られています。|7、|6 の根分岐部病変は、いつも留意してデブラーキングを施しています。歯根分割をするか否か、検討中。

図 16f　メインテナンス時の歯周精密検査（2007 年 4 月）

動揺度		0		0		0	0	0	0		0	0	0	
												3		
						3						6		
	8	7	6	5	4	3	2	1	1	2	3	4	5	6	7	8
					②								4		
		3		3										③	
動揺度		0	0	0	0	0		0	0	0	0	0	0	0	

■ 4〜7mm　■ 7mm　○：出血　● 排膿

一部 6mm の歯周ポケットと出血が認められます。炎症再発のきざしでしょうか？　上下顎左側 6 番にデブライドメントを行いました。

4 超音波スケーラーによるペリオドンタルインスツルメンテーション

ナグモ歯科赤坂クリニック
田島菜穂子

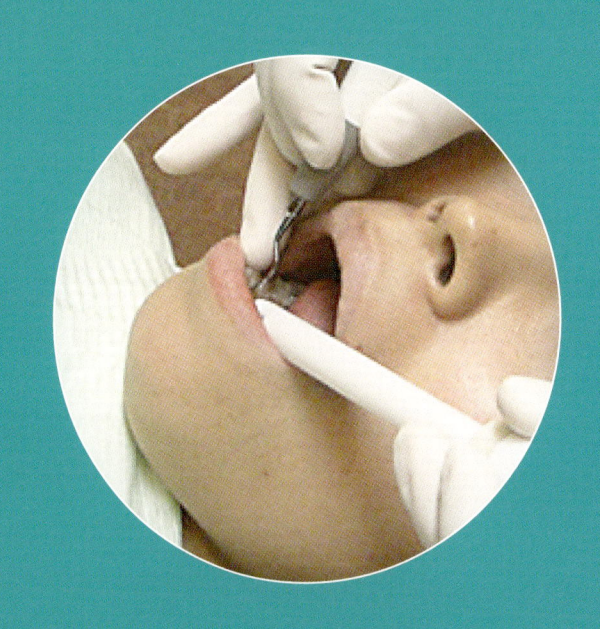

超音波スケーラーを使いこなすための"基礎知識"を理解しよう

超音波スケーラー、皆さん臨床応用されていらっしゃることでしょう。しかし、実は超音波スケーラーの仕組みについて、ちゃんと理解されている方は、あまりいらっしゃいません。

臨床現場で、安全に、確実に効果をあげ、患者さんの健康に貢献するためには、まず超音波スケーラーの基礎知識を理解することから始めましょう。

そもそも超音波って、何？

ちょっと物理のお話

超音波スケーラーの"超音波"について、ご存知ですか？

音波とは、弾性によっておこる波動をいいます。その波動は周波数ということばで表され、Hzと表現されます。超音波とは、人間が感じることのできない周波数領域（20KHz）のことをいいます（**図1**）。

超音波って、どんなところに使われているの？

超音波は、いたるところに使われています。思いのほか身近なところにありますよね（**図2**）。

図1　超音波は、人間の耳には感じることのできない周波数

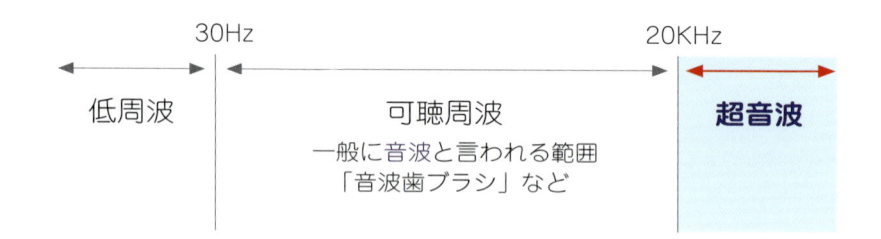

30Hz　　　　　　　　　　　　20KHz

低周波　　　可聴周波　　　　超音波
　　　一般に音波と言われる範囲
　　　「音波歯ブラシ」など

図2　超音波は身近なところにたくさん活用されています

・クリーニングのシミ抜き
・めがね洗浄器
・化粧品の乳化（水と油を完全に混合）
・お菓子の製造（生チョコの切断）
・宝石、セラミック、コンクリートの穴あけ
・金属の切削
・医療器具、医療器械
・スケーラー、歯ブラシ

超音波スケーラーの除去原理

図3 超音波スケーラーの除去原理

物理的作用 **キャビテーション** / 除去 / 器械的作用 微細振動

図4 キャビテーションはこんなに強い

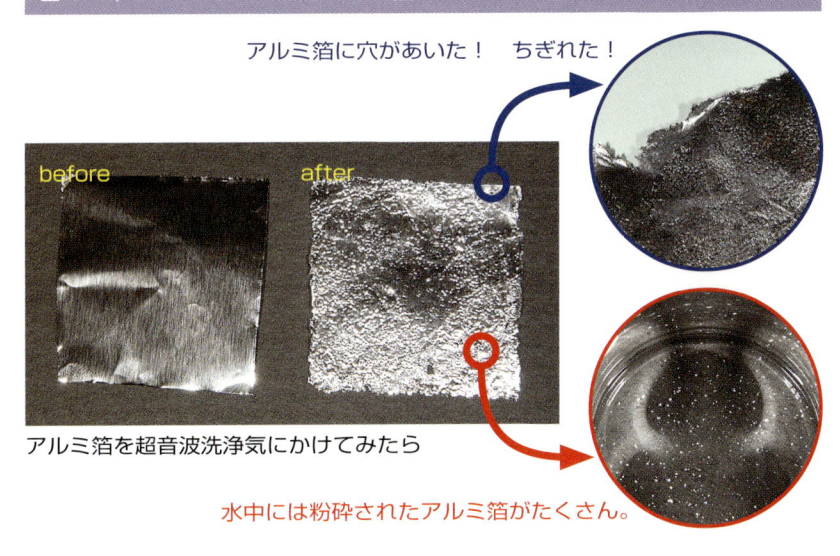

アルミ箔に穴があいた！　ちぎれた！

before　after

アルミ箔を超音波洗浄気にかけてみたら

水中には粉砕されたアルミ箔がたくさん。

図5 微細振動はチップの振動

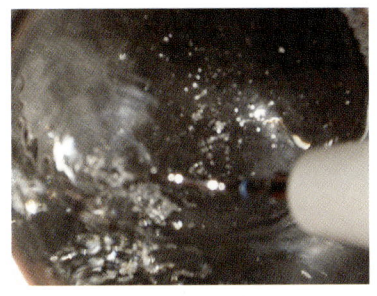

チップを水につけてみたところ。微細振動で波立っています。

2つの効果は水を介して生まれます。使用時はチップの先まで水が届くようにしましょう。（特に上顎のバキューム吸引時に注意）

図6 効果は水を介して

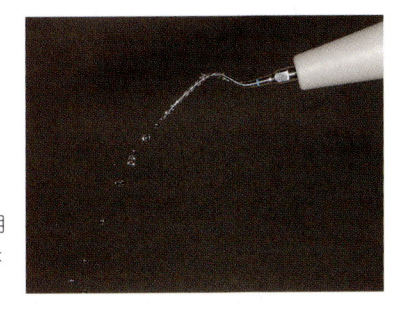

超音波スケーラーの除去原理は、図3に示した２つの特色があります。この特色は何を意味しているのかを理解することが、まず大切です。

キャビテーション（cavitation）とは？

キャビテーションとは、超音波特有の物理的作用（真空泡沫現象）のことです。

超音波によって、水中に無数の気泡が「できては壊れる」を繰り返します。気泡が壊れるときに強い力が生じ、その力で水中の固体表面をたたきます。これが、キャビテーションなのです（図4）。

微細振動とは？

超音波スケーラーのチップそのものは、とても細かい動きで振動（1秒間に2万回以上）します。その振動そのものの動きで、歯石やプラークなどの固体をたたいているのです（図5）。

効果を引き出すには、２つの要素を同時に使うことが大切

超音波スケーラーの効果をもっとも引き出すためには、キャビテーションと微細振動の両方を同時に使うことが大切です。

超音波スケーラーの使用時は、常に水が流れていますね。これは微細振動によって生じるキャビテーションを作るためなのです。ゆえに、いつもチップの先まで水が届くようにしましょう（図6）。

超音波スケーラーの構造

　超音波スケーラーの構造は、主に本体とハンドピース、チップ、注水ボトルの4つで成り立っています。
　特にチップは、金属製、プラスチック製などで、多様性に富んでいます（図7）。

図7　超音波スケーラーの構造とチップの多様性（スプラソン P-Max ＋の場合の例）

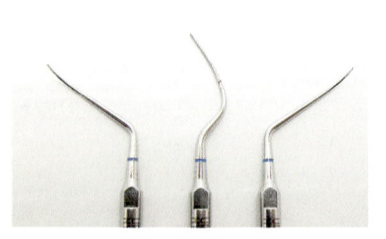

細いメタルソフトチップ

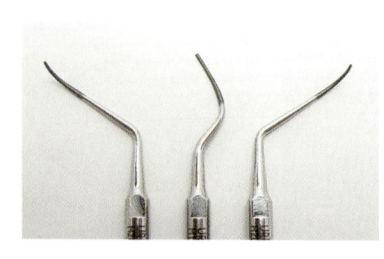

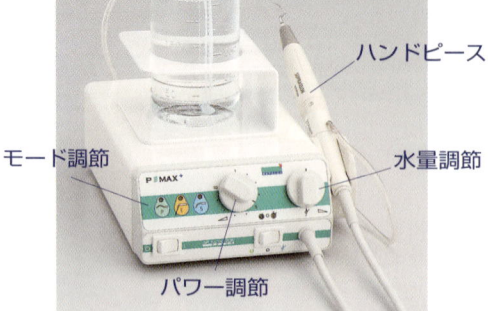

先端がダイヤモンドコーティングされたチップ

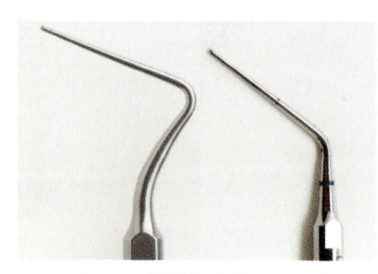

注水ボトル
外科や炎症の強い部位には薬液を使うと効果的。通常は水で十分です。

ハンドピース
モード調節
水量調節
パワー調節

プローブ形態に近いチップ

ユニバーサルキュレットチップ

研磨剤なしのプラスチックチップ

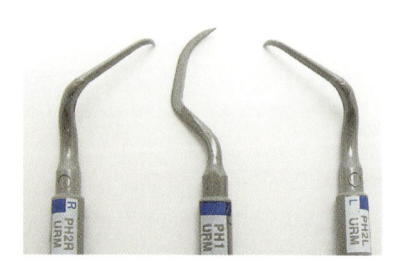

（掲載されたメタル製チップは錦部製作所の製品です）

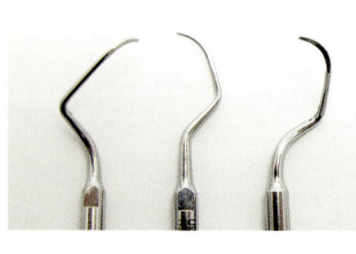

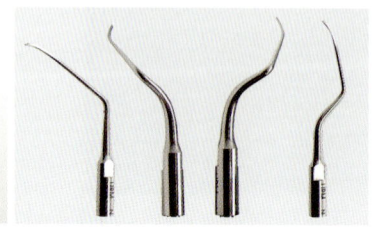

4 超音波スケーラーによるペリオドンタルインスツルメンテーション

スケーリング、メインテナンスなど微弱パワーで活用する
超音波スケーラーの適応症

歯科衛生士臨床における超音波スケーラーは、図8に示した部位や目的で使用すると効果が期待できます。

以下に主な適応症を解説していきましょう。

図8　超音波スケーラーの適応部位および目的

- 縁上、縁下のスケーリング
- メインテナンス時のデブライトメント
- 厚いステイン、細かいステインの除去
- 歯面研磨
- 人工物セメント除去後の研磨
- 根分岐部
- 狭く深いポケット

※チップ、パワーによって適応症が変わります。各メーカーへ問い合わせしましょう。

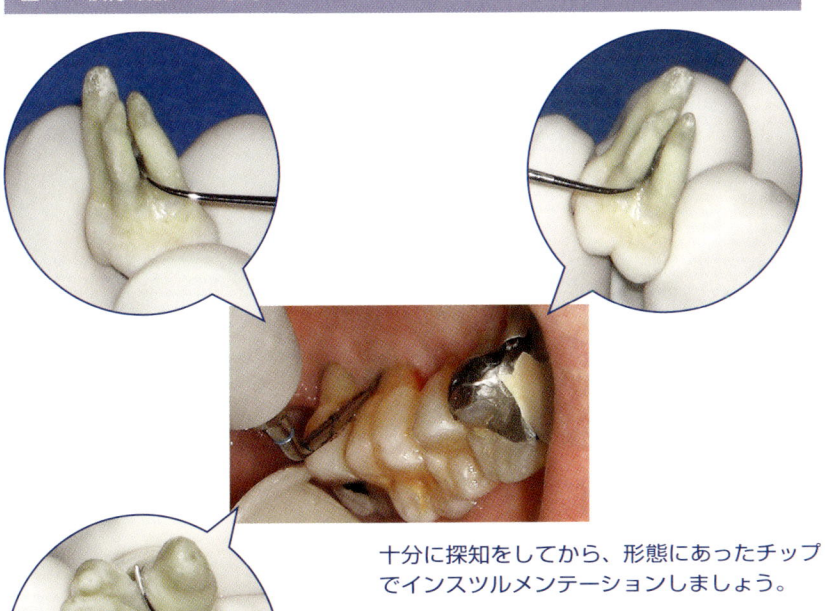

根分岐部

平均的な根分岐部の離開度とキュレットのエッジの断面を見てみると、根分岐部の入り口の58％はキュレットのエッジより幅が狭い、という研究報告があります*。メタルソフトやダイヤモンドのチップを使用して、十分に歯石を探知しながら根分岐部の形態にあった形状のチップでインスツルメンテーションしましょう（図9）。

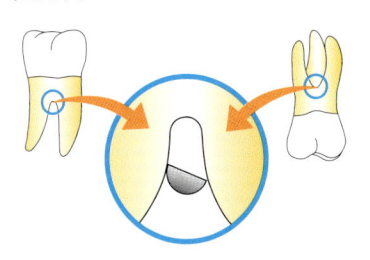

図9　根分岐部への応用

十分に探知をしてから、形態にあったチップでインスツルメンテーションしましょう。

交通している根分岐部の内部にもチップを入れて。

根分岐部の入口の58％はキュレットのエッジより幅が狭い*。

* Bower RC. Furcation morphology relative to periodontal treatment. Furcation root surface anatomy. J Periodontol 1979;50(7):366-374.

67

狭く深い歯周ポケット

図10は、外傷により生じた狭くて深い歯周ポケットです。ハンドスケーラーの入る幅はありませんが、超音波スケーラーの細いチップであれば、メインテナンスが可能です。

- ●`1|`
- ●チップ：プローブ型
- ●パワー：P 1〜2の微弱
- ●目安時間：15秒程度
- ※スプラソン P-Max+ の場合

図10 狭く深いポケットへの応用

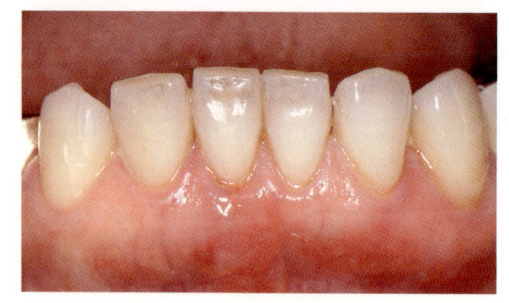

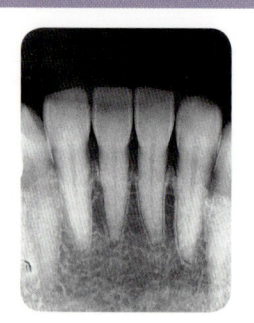

術前。深いポケットの存在が疑われます。

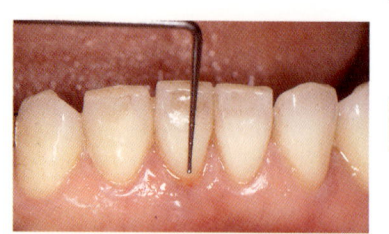

WHOプローブを挿入。

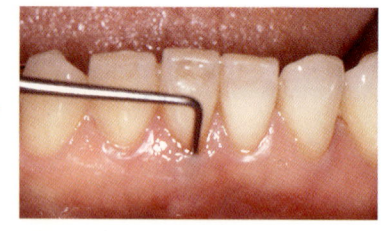

プローブが深く挿入されました。

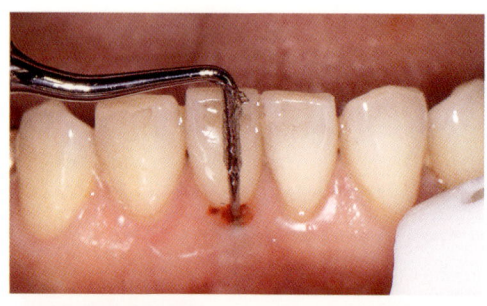

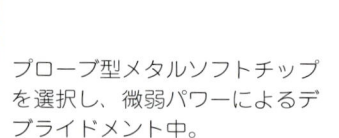

プローブ型メタルソフトチップを選択し、微弱パワーによるデブライドメント中。

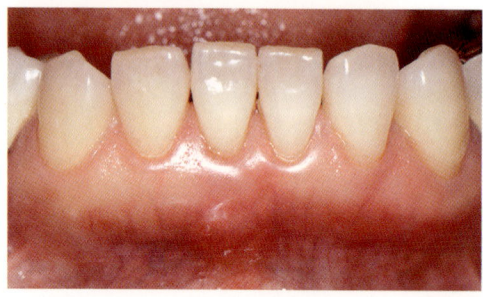

歯肉の状態も安定しています。

歯肉縁上スケーリング

図11は、縁上歯石のスケーリング前後の状況です。歯肉を傷つけることなく、瞬時にスケーリングすることができます。

- ●`4|4`
- ●チップ：キュレット型
- ●パワー：P 5
- ●目安時間：約10分
- ※スプラソン P-Max+ の場合

図11 歯肉縁上のスケーリングへの応用

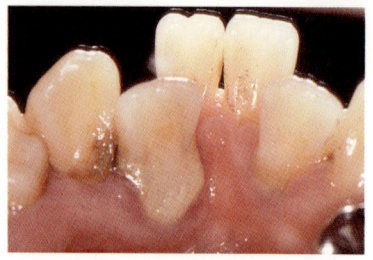

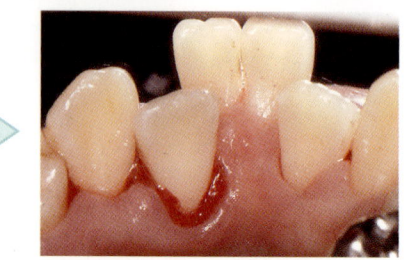

歯石で歯肉が圧迫されていましたが、歯肉を傷つけることなく、瞬時にスケーリングできました。

4 超音波スケーラーによるペリオドンタルインスツルメンテーション

図12 歯肉縁下のスケーリングへの応用

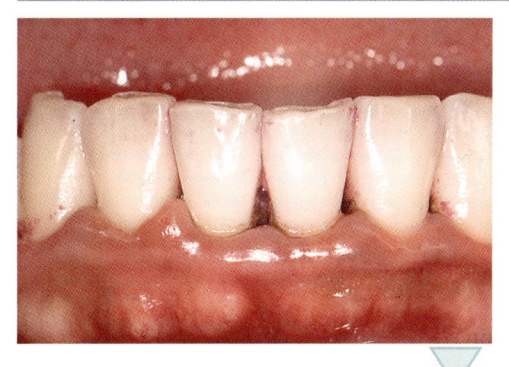

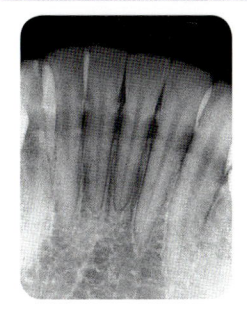

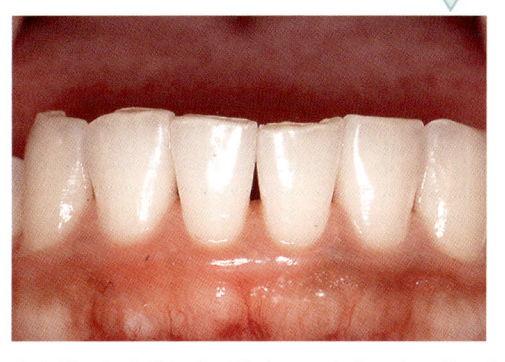

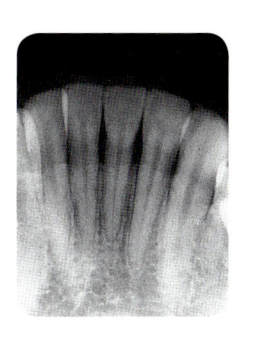

歯肉縁下に多量に入り込んでいた歯石も、薄い歯肉を傷つけることなく処置できました。

歯肉縁下のスケーリング

図12は、歯肉縁下のスケーリング前後の状況です。歯肉縁下に多量に入り込んだ歯石も、薄い歯肉を傷つけることなくインスツルメンテーションすることができます。

- ●3┼3
- ●チップ：キュレット型
- ●パワー：P 3～5
- ●目安時間：約10～15分
- ※スプラソン P-Max+ の場合

図13 ステイン除去への応用

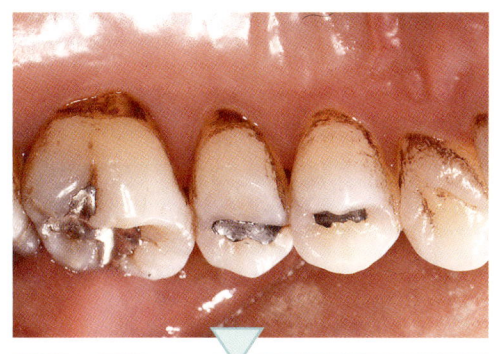

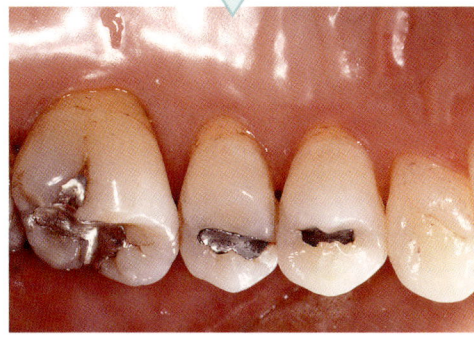

厚いステインの除去

図13は、ブラシやラバーカップでは除去しにくい歯根表面上に直接沈着したステインを、超音波スケーラーで除去した例です。微弱パワーでインスツルメンテーションすることで、歯に負担を与えることなく、すばやく除去できます。

- ●6543┃
- ●チップ：プラスチック型・研摩剤入り
- ●パワー：P 3～5
- ●目安時間：5分程度
- ※スプラソン P-Max+ の場合

> **アドバイス　チップとパワーは状況に応じて区別して使用しましょう**

　チップは、状況に応じて区別し、適切なパワーを用いて使用しましょう（図14a）。

　チップには、太いもの、細いもの、刃の有無など、特徴があります。刃のついていないチップにて歯石除去を試みる場合には、強いパワーにて使用しなければなりません。一方、刃のあるチップでは、シャープニングを行って適切なカッティングエッジを付与することで、弱いパワーにて歯に負担をかけることなく歯石除去が可能です。

　たとえば、従来型の歯肉縁上歯石除去用チップは太く刃のないものが多く（図14bの右）、強いパワーでなければ歯石除去ができません。また、P-Max+の歯肉縁下歯石除去用の細い繊細なチップには刃が付与されていることから（図14bの左）、歯肉縁下の歯石除去のみならず歯肉縁上の歯石も弱い最小限のパワーで除去することが可能です。

　このように、使用するチップの形状をしっかりと見きわめ、歯に負担をかけないようパワーを適宜選択することが求められます。

図14a　超音波スケーラーのを用いる上でもっとも重要なポイント　それは適切な選択！

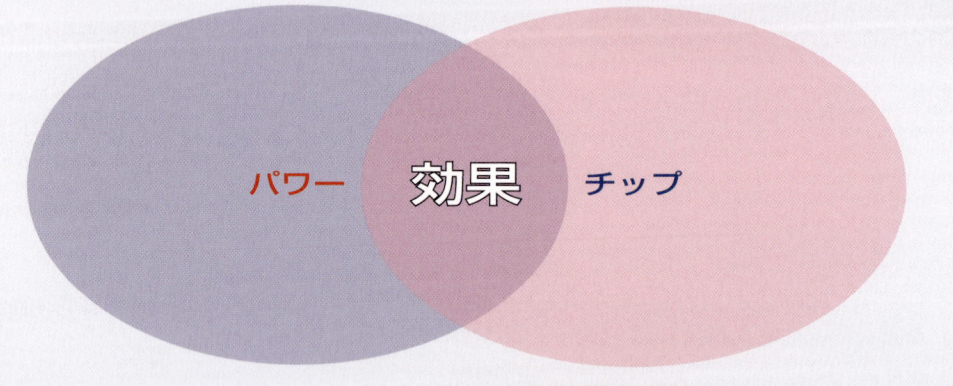

パワー　効果　チップ

図14b　使用するチップの形状をしっかりと見きわめていますか？

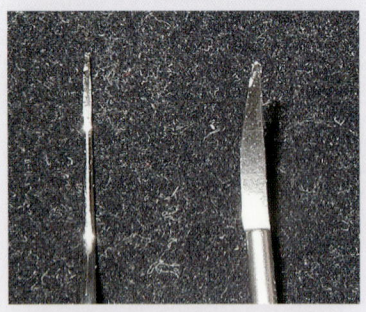

従来型の歯肉縁上歯石除去用チップ（右）と、歯肉縁下歯石除去用チップ（左）。P-Max+の歯肉縁下歯石除去用チップには刃が付与されており、弱いパワーにて歯肉縁上・縁下の歯石除去が可能です。歯肉縁下歯石除去用チップは、かなり精密に製作されています。

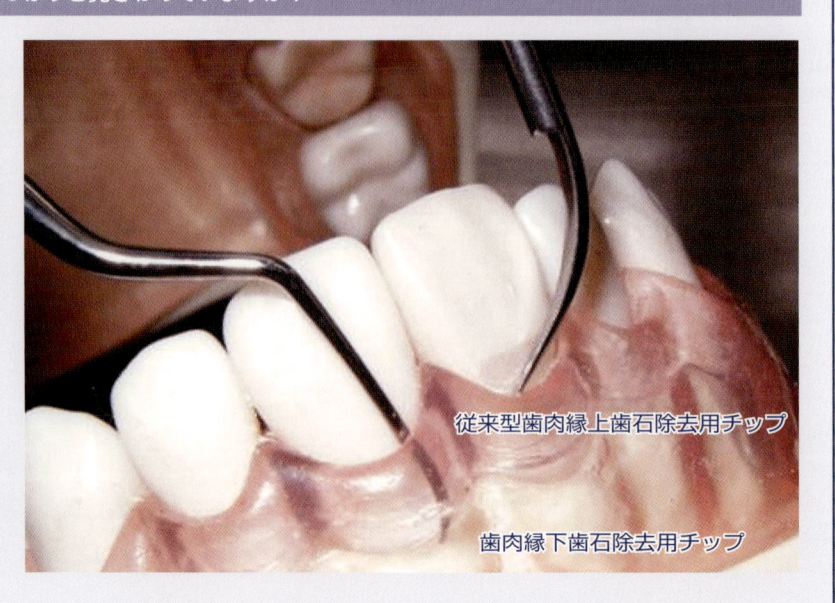

従来型歯肉縁上歯石除去用チップ

歯肉縁下歯石除去用チップ

超音波スケーラーの基本的な使い方

チップの装着は、一瞬でギュッと

　金属製チップの装着時には専用レンチを用いますが、ねじり過ぎないようにしましょう。一瞬だけギュッと締めるだけで十分です。

　一方プラスチックチップは、軽く閉めることがポイントです。
　どちらにしても、ねじり過ぎは故障の元になります（**図15**）。

図15　チップの装着

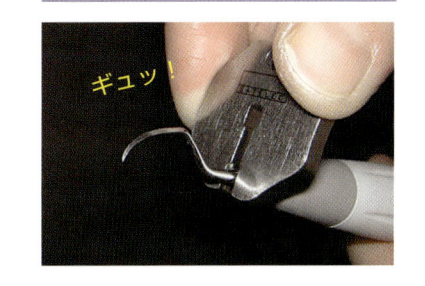

ギュッ！

ハンドピースの持ち方

　超音波スケーラーとハンドスケーラーとの違いは、超音波スケーラーにはハンドピースにコードがついていることです。
　コードを首や肩にまわし、施術の際に邪魔にならないようにもしますが、**図16**のようにコードを小指にひっかけたり、小指・薬指で把持するテクニックもあります。このように把持すると、容易にハンドピースのコントロールが行えます。
　ハンドピースの把持のコツは、手首の力を抜くことです。指先の感触が敏感になり、超音波の力を最大限に使えるようになります。

図16　超音波スケーラーのハンドピースの持ち方と工夫

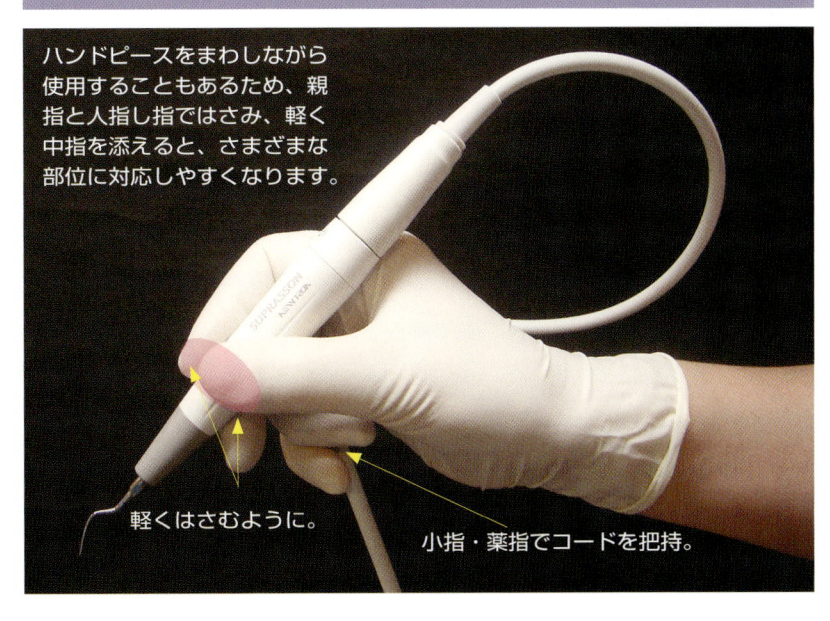

ハンドピースをまわしながら使用することもあるため、親指と人指し指ではさみ、軽く中指を添えると、さまざまな部位に対応しやすくなります。

軽くはさむように。

小指・薬指でコードを把持。

施術部位別・ポジショニングの求め方

　ポジショニングで大切なことは、正しい姿勢で施術することです。口腔内をのぞきこむように背を曲げて施術しないよう、注意しましょう。

　なお、ここに示したポジショニングは、あくまでも目安です。ユニットの違い、患者さんの開口状態や歯列弓の状態などにあわせ、ポジショニングを変えたり、患者さんの顔の向きを傾けるなど、適宜アレンジしましょう。

図17b　12時付近から行う部位の例

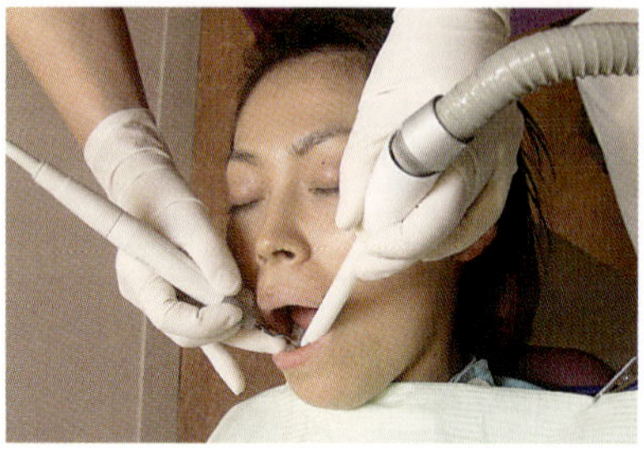

12時付近から行う部位

- ⎿4567側近心
- 3⏉3唇・舌側
- 3⏉3舌側（ミラー使用）

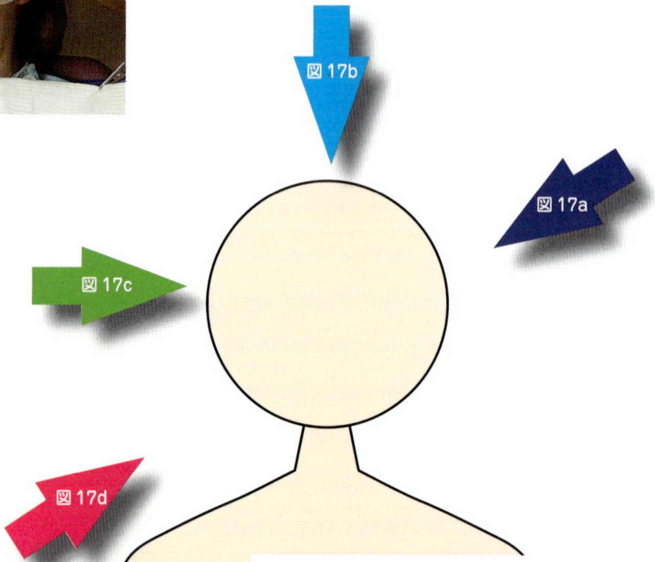

9時付近から行う部位

- 7654⏌頬側
- ⎿4567頬側

図17c　9時付近から行う部位の例

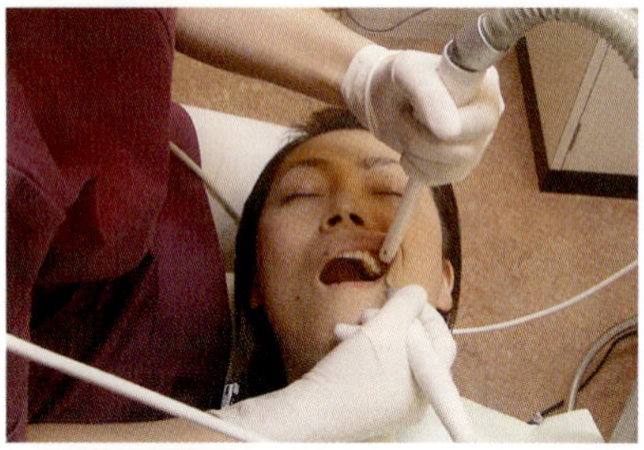

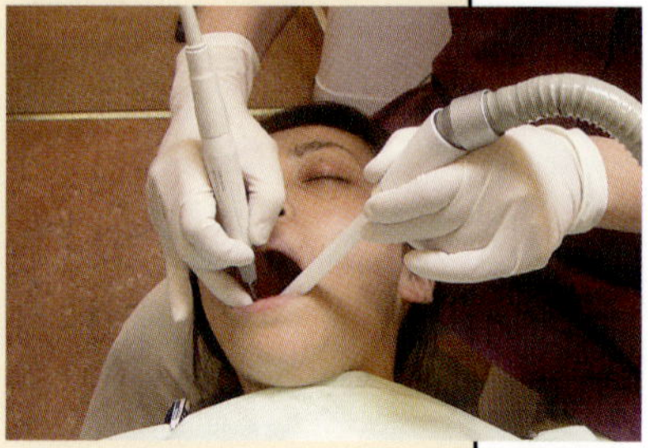

8時付近から行う部位

- 3⏉3舌側（ミラー使用）
- 3⏉3唇側
- 3⏉3唇側
- ⎿4567舌側近遠心
- ⎿4567頬側遠心
- ⎿4567口蓋側
- 7654⏌頬側遠心

図17d　8時付近から行う部位の例

2時付近から行う部位

- 765432⏌舌側近心
- 765432⏌頬側近心
- ⎿4567頬側近心

図17a　2時付近から行う部位の例

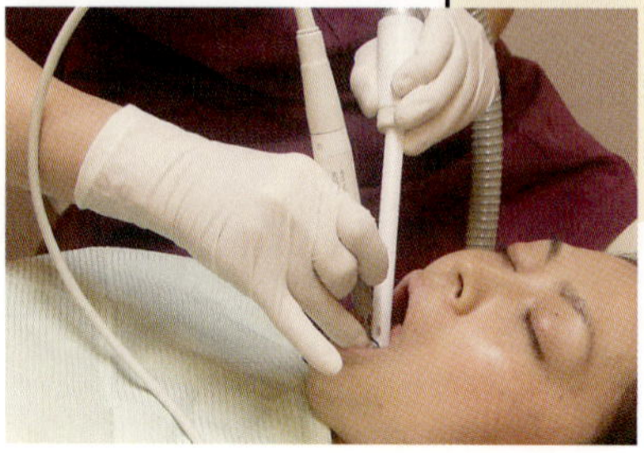

施術時のレストの求め方

ハンドスケーラーの場合は、施術部位とレストをできるだけ近づけることが基本ですが、超音波スケーラーではレストを少し離します。これはチップに力を込めないようにすること、インスツルメンテーション時にハンドルを回転しやすくさせるため、といった理由があるからです。

図18a 同じ部位でも超音波スケーラーとハンドスケーラのレストは違う

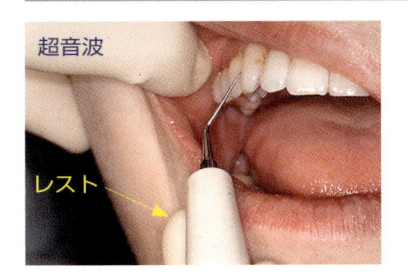

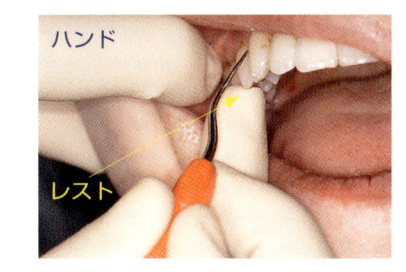

超音波　／　ハンド
レスト

施術部位と同側にレストを求める部位

施術部位の近くにレストを求める部位は、主に、
① 下顎左側臼歯部頬舌側
② 下顎前歯部唇舌側
③ 上顎前歯部唇舌側
④ ⌐7 遠心面
⑤ 7⌐ 遠心面
となります。

図18b 施術部位と同側にレストを求めるときのポイント

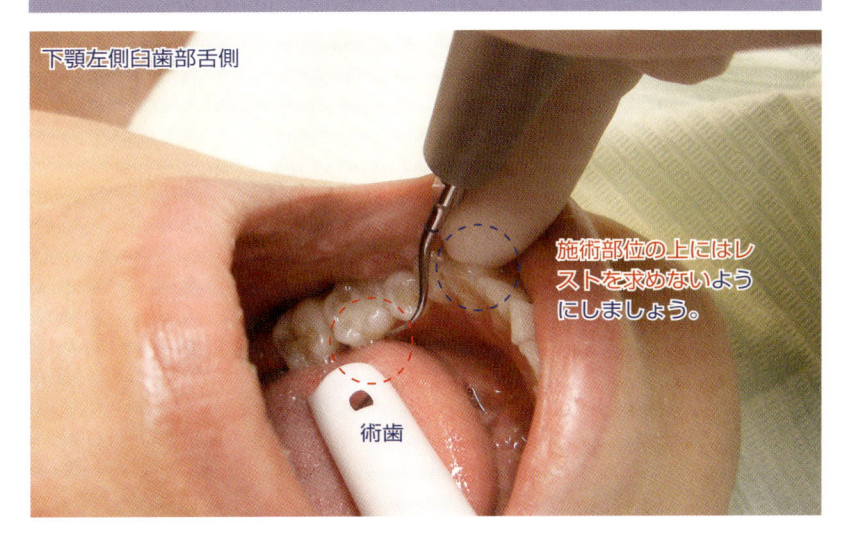

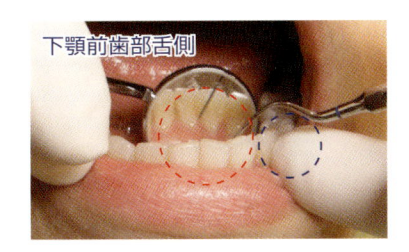

下顎左側臼歯部舌側

施術部位の上にはレストを求めないようにしましょう。

術歯

下顎前歯部舌側

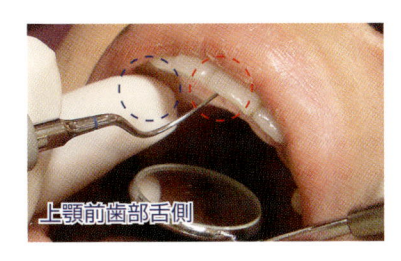

上顎前歯部舌側

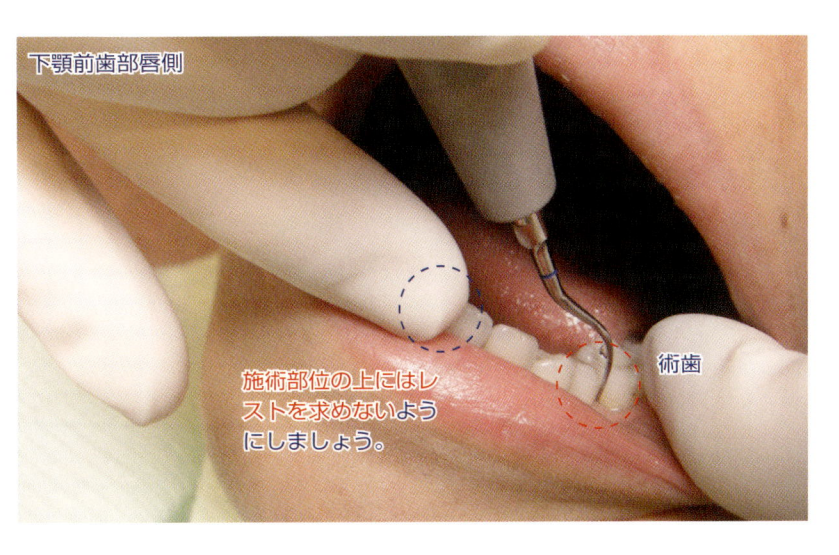

下顎前歯部唇側

施術部位の上にはレストを求めないようにしましょう。

術歯

反対側にレストを求める部位

反対側にレストを求める部位は、主に、
①下顎右側臼歯部頬側
②7̲遠心
となります。

図18c　反対側にレストを求めるときのポイント

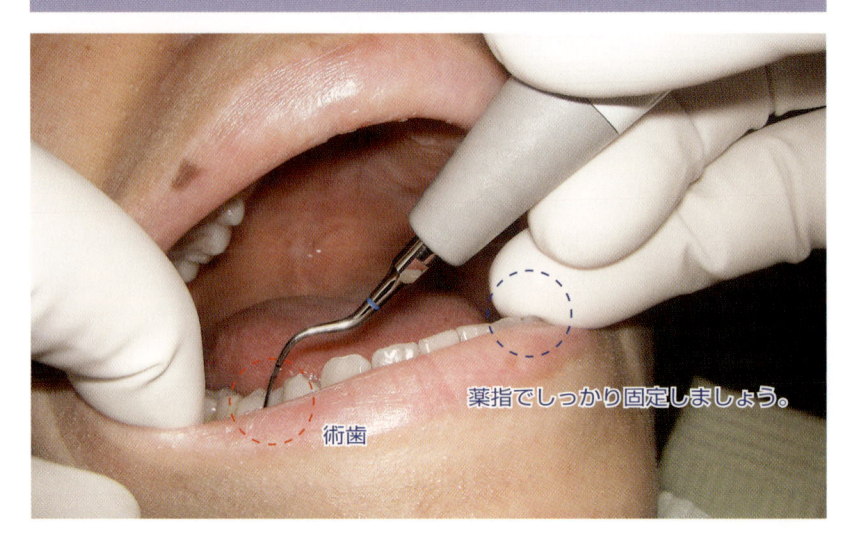

薬指でしっかり固定しましょう。
術歯

対合歯にレストを求める部位

対合歯にレストを求める部位は、主に、
①下顎右側臼歯部舌側
となります。

図18d　対合歯にレストを求めるときのポイント

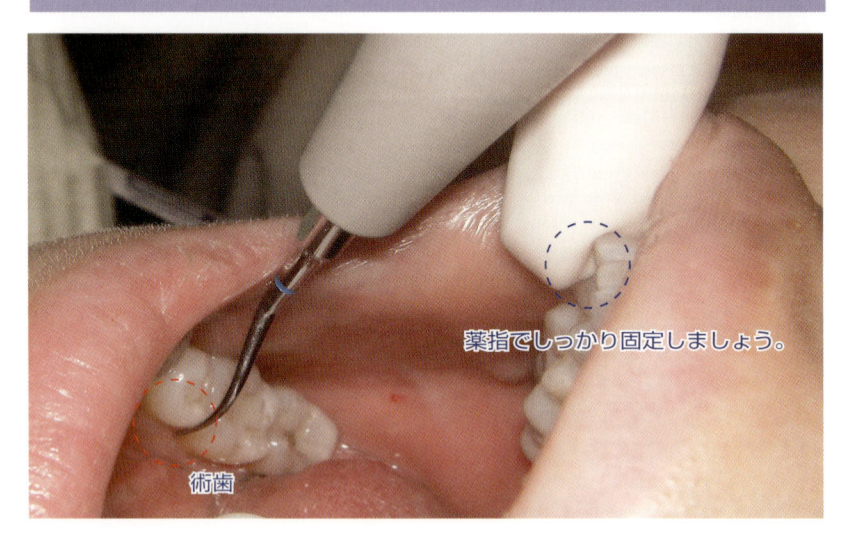

薬指でしっかり固定しましょう。
術歯

口腔外にレストを求める部位

口腔外にレストを求める部位は、主に、
①上顎右側臼歯部頬舌側
②上顎左側臼歯部頬側
③7̲遠心面
となります。

口腔外にレストを求めるときは、必ず薬指と小指で面接触するようにしましょう。

図18e　口腔外にレストを求めるときのポイント

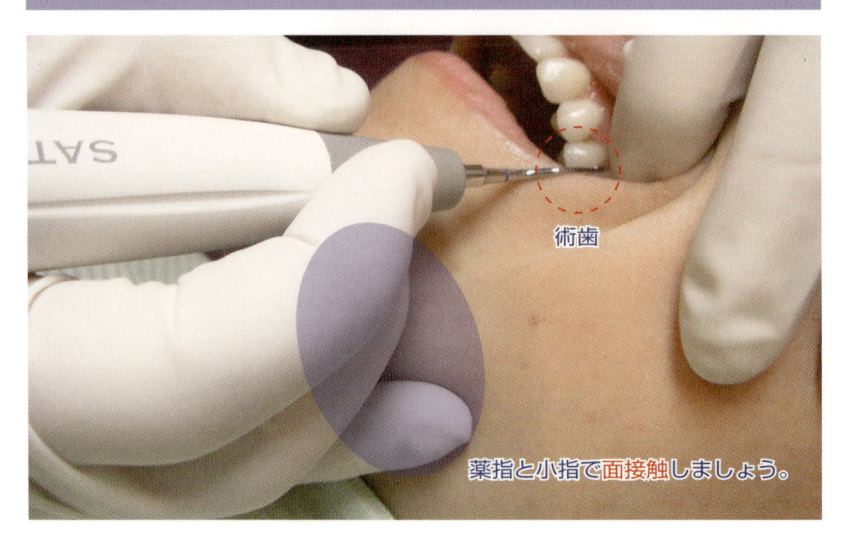

術歯
薬指と小指で面接触しましょう。

モード（パワー）の選択

超音波スケーラーは、出力を調節することができます。歯肉縁下のスケーリング、メインテナンスを目的に P-Max+ を使用する場合では、ほとんどの処置はごく微小の力であるPモードで十分です（図19）。最初は弱いパワーから選び、少しずつパワーを上げて行います。

力が大きいぶん、傷もつきやすいことを念頭に入れましょう。

図19　モードの違いでパワーは変わる

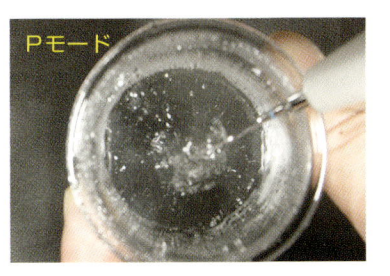

Pモードはパワーが弱い→歯面への損傷が少ないといえます。

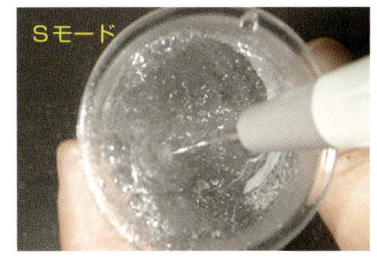

Sモードはパワーが強い→パワーの大きさが歯面への損傷に比例します。

！アドバイス　パワーの扱いは慎重に

歯肉縁下に超音波スケーラーを用いるときは、目に見えない部位だけに、パワーの扱いは十分に慎重に行いましょう。

超音波スケーラーを有効活用するためにもっとも重要なことは、図14a（P70）に示したように、適切なパワーと適切なチップの選択です。この両方が一致してはじめて機能が活かされます。

特に、歯科衛生士臨床で使用する機会の多い微弱パワーは、適切なチップが選択されていなければ、安全かつ効果的にインスツルメンテーションできません（P-Max+ のPモードのような微弱パワーを安定供給することは、超音波スケーラーではもっとも難しいとされています）。

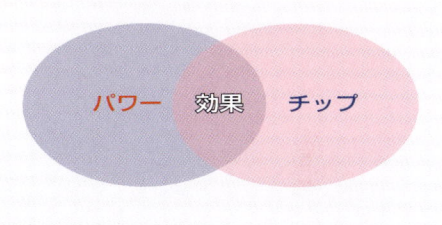

パワー　効果　チップ

！アドバイス　患者さんに安心してもらいましょう

超音波スケーラーの振動は目に見えませんが、非常に大きな力を持っています。ゆえに患者さんに十分にその目的を説明してから使用することが大切です。しかし、器械を使用するということで不安に感じる患者さんもいらっしゃるでしょう。そんな時は、施術前にチップを指で挟んでみて、患者さんにそのようすを見てもらいましょう（図20）。大きな力といっても、指で触れる程度の振動なので、きっと患者さんも安心されるでしょう。

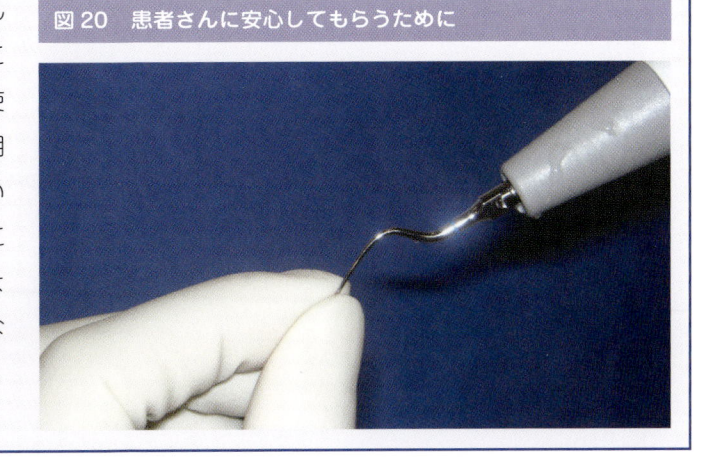

図20　患者さんに安心してもらうために

チップの歯周ポケットへの挿入の仕方

各チップ共通　チップの挿入前に試運転を！

チップの挿入前に、パワーと水量を口腔外で確認します。

ポケット内に挿入してからフットスイッチを踏むと、急に振動が開始し、患者さんが驚いてしまいます。チップを挿入前に、試運転の意味で、口腔内で少量の水を流し、音を患者さんに聞かせることで、患者さんに心の準備をしてもらうという意味もあります。

先端の細いチップの挿入方法

先端の細いチップを挿入するときは、チップを根面に沿わすようにしながら、軽く力を抜き挿入します（プローブの挿入に似ています）（図21a）。

ハンドスケーラーとの違いは、ポケット底より1mmくらいのところで止めることです。その距離を知るためにも、術前のプロービングや探知を確実に行うことが大切です（P-Max＋のチップには10mmのところに青いラインがあります）。

ユニバーサルキュレットチップの挿入方法

ユニバーサルキュレットチップの挿入は、ハンドスケーラーのユニバーサルキュレットと同様です。

刃をポケット内に挿入するためには、シャンクを傾け、刃の内面を歯面に平行になるようにして挿入します。歯石に到達したらシャンクを立て、刃を作業角度にします（図21b）。

図21a　先端の細いタイプのチップの挿入の仕方

ポケット底1mmくらいのところで止める。

チップを根面に沿わせながら挿入します。

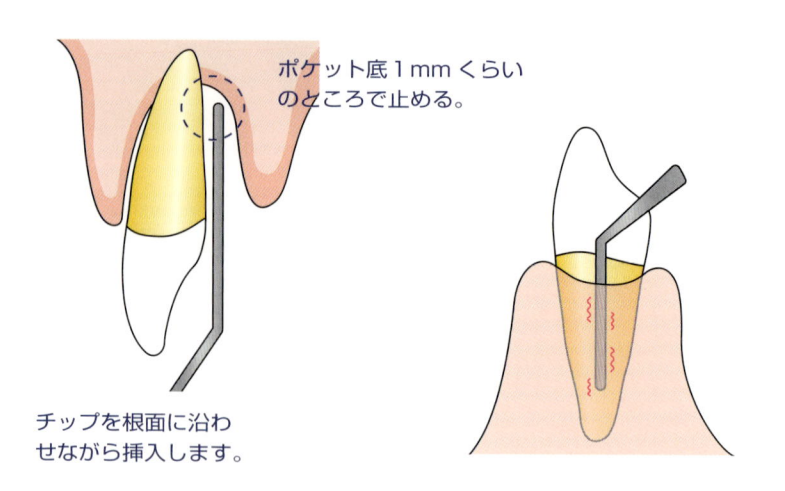

図21b　ユニバーサルキュレットチップの挿入の仕方

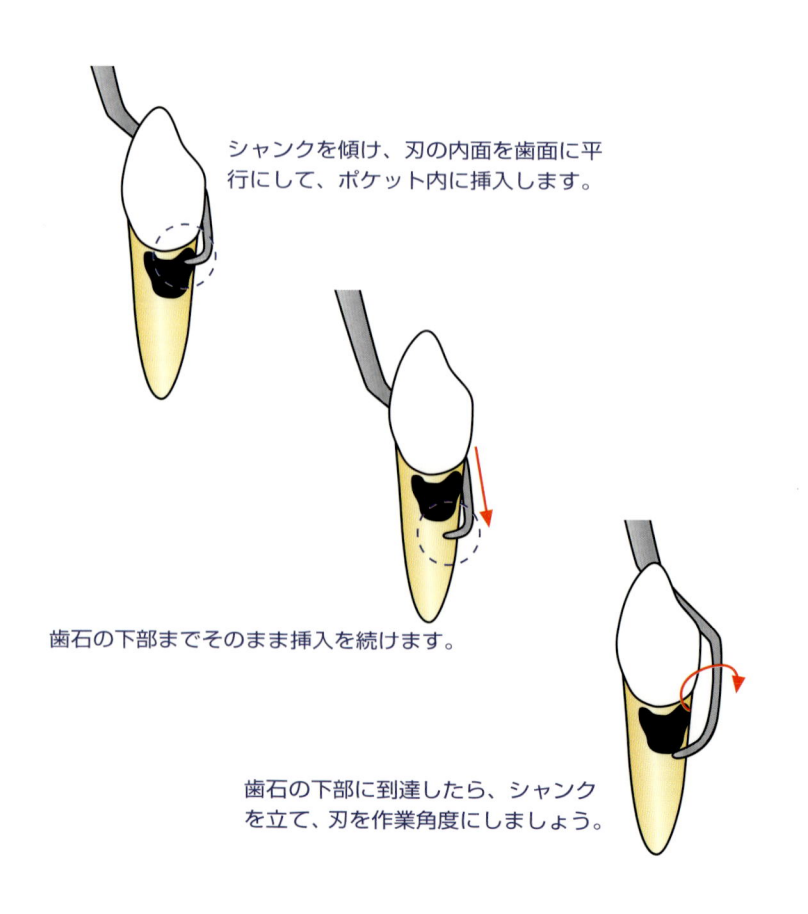

シャンクを傾け、刃の内面を歯面に平行にして、ポケット内に挿入します。

歯石の下部までそのまま挿入を続けます。

歯石の下部に到達したら、シャンクを立て、刃を作業角度にしましょう。

> **！アドバイス　挿入時に絶対に注意しなければならないこと**
>
> 　特に先端の細いタイプのチップの挿入時に注意したいのは、
> ①ポケット底を突き抜ける
> ②チップが根面から離れ、ポケットの内面にチップが刺さる
> ③チップが根面から離れた状態で挿入され、先端が根面にあたる
> ことです。
> 　先端の細いチップ、ユニバーサルキュレットチップなどすべての超音波スケーラーのチップにおいて、パワーがもっとも強く発振されるところは、チップの先端です。それゆえ、先端を根面や歯面、歯肉にあてることは絶対に避けなければなりません。
>
> **図22　先端の細いチップの挿入時の注意点**
>
> 先端がポケット底を突き破る。
>
> 先端が根面を離れ、ポケットの内面に刺さる。
>
> チップが根面に沿っておらず、先端が根面にあたる。
>
> チップを根面や歯面、歯肉に直角にあてるのは、絶対に避けなければなりません。

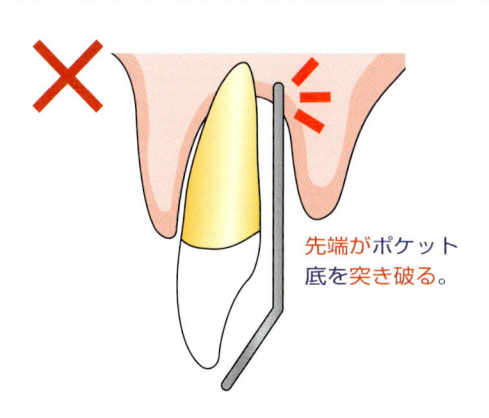

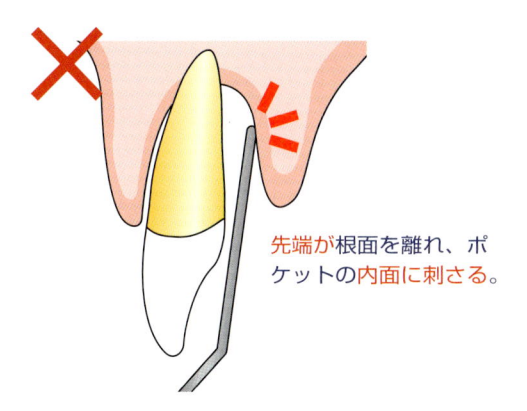

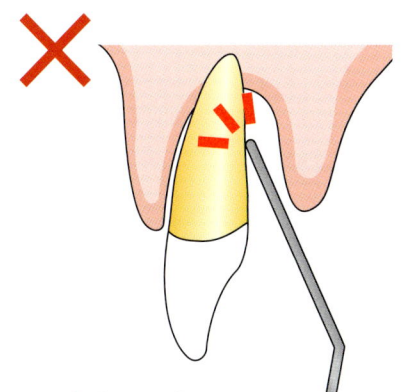

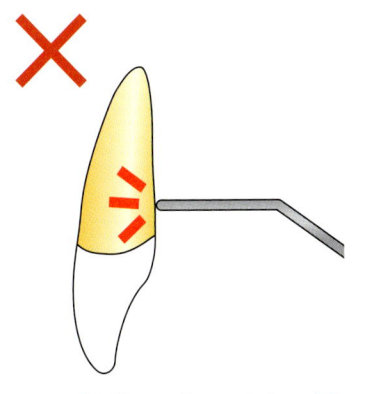

チップの当て方・動かし方

先端の細いチップの当て方

25～80g程度のフェザータッチでインスツルメンテーションをします。このとき、うまくチップが動いていると、チップの振動音（キーンという音）が聞こえます。一方、側方圧が強すぎるときは、キーンという音が聞こえなくなります（P-Max＋の場合、側方圧が強くなると安全装置が働き、超音波が効かなくなります）。

根面や歯面へのチップの接触は、先端のみを当てる（点接触）のではなく、側面を当てる（面接触）ようにしましょう（図23a）。

先端の細いチップの動かし方

チップはどの方向に動かしても大丈夫です。的確に処置をするためには、雑巾がけをするように確実かつ順番に動かすようにしましょう（図23b）。氷の上をスケーティングするイメージで、軽くチップを滑らしていきます。

なお、しっかりとチップがあたっていれば根面はピカピカになりますが、しっかりと歯石を探知せずに行うと、歯石を取り残したうえに、歯石をツルツルにしてしまうこともあるので、注意が必要です（図23c）。

図23a　先端の細いチップの当て方

側面を根面に当てるようにしましょう。

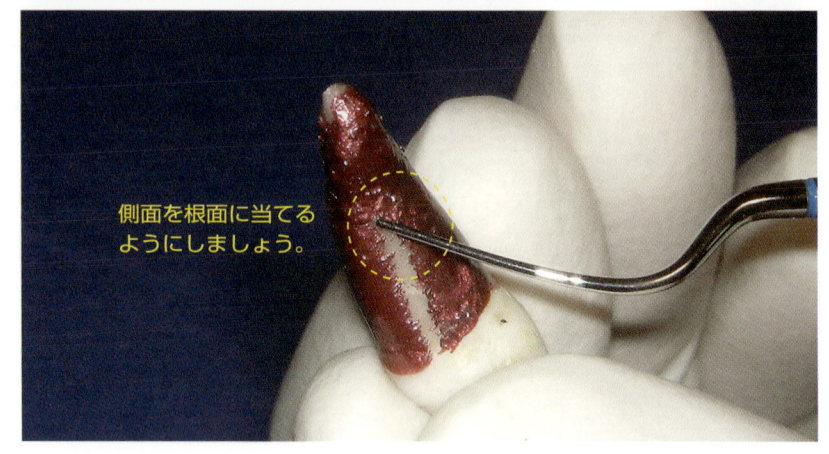

チップは0度に近い状態で挿入します。

図23b　先端の細いチップの動かし方

雑巾がけのように隙間が生じないようチップを動かしましょう。

スウィーピングストローク

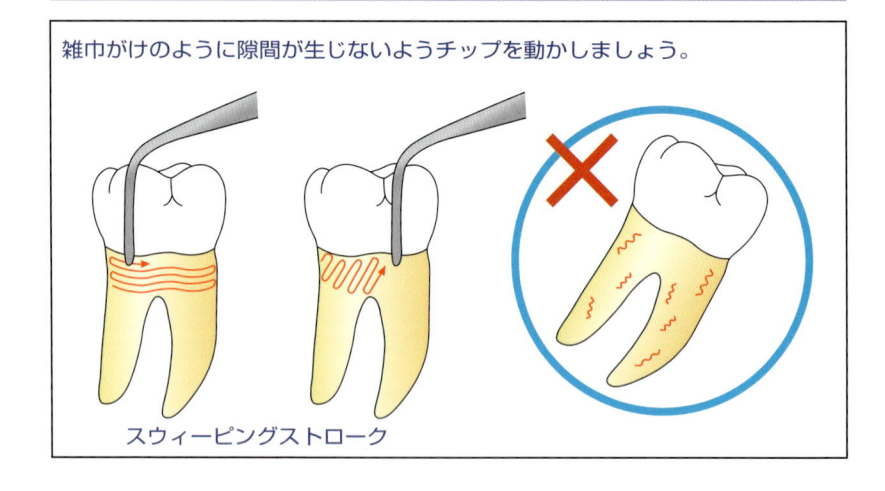

図23c　きれいな根面と、取り残した歯石を磨いてしまった例

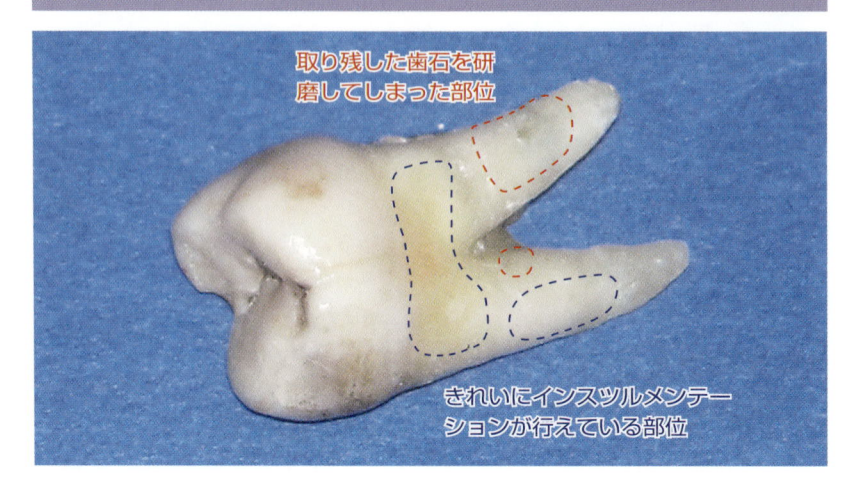

取り残した歯石を研磨してしまった部位

きれいにインスツルメンテーションが行えている部位

ユニバーサルキュレットチップの当て方

ユニバーサルキュレットチップを使用する場合は、カッティングエッジを歯面・根面に点接触させるのではなく、面接触させるようにしましょう（図24a）。

チップの先端が歯石をしっかりと捕らえるようにし、先端が根面よりはなれないように注意しましょう。

図24a　ユニバーサルキュレットチップは、面接触で

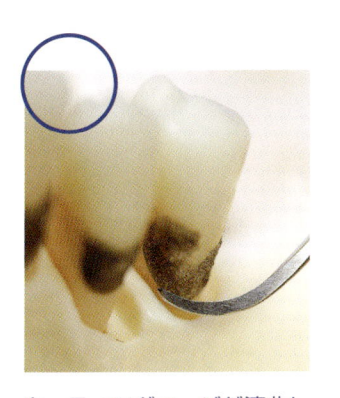

カッティングエッジが湾曲した根面に広い面積で接触。

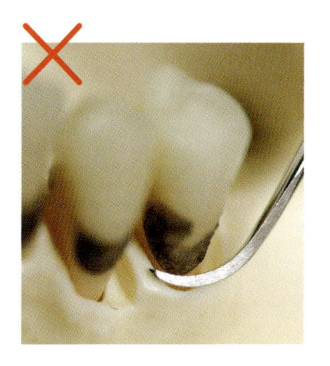

カッティングエッジが1点で接触し、先端が浮いている。

ユニバーサルキュレットチップの動かし方

ユニバーサルキュレットチップの動かし方は、ハンドキュレットと同様に動かします（プルストローク、プッシュストロークのどちらでも行えます）（図24b）。

図24b　ユニバーサルキュレットチップのストロークの例

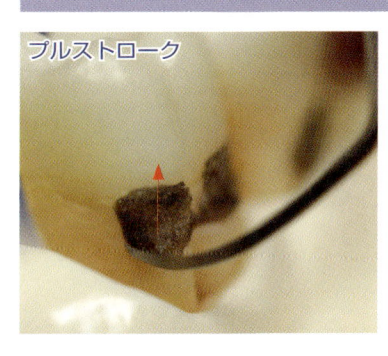

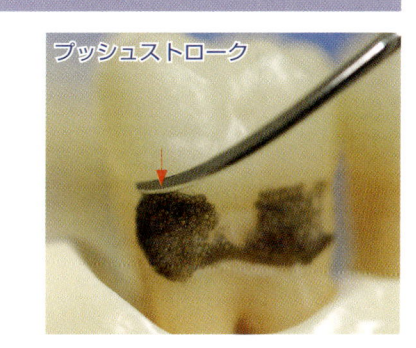

プルストローク　　　プッシュストローク

！アドバイス　手用スケーラーよりも軽い圧力で十分

歯肉縁下のエンドトキシン量は、セメント質20μmまたは0〜60μmに浸透しているため、セメント質表層部のアプローチが重要です[1,2]。そのためにも、長期管理が求められる歯周治療には側方圧に対する意識がポイントになります。

表1は、超音波スケーラー（P-Max）と手用スケーラー使用時の使用圧を測定した研究結果です。超音波スケーラーを用いる場合は、必要以上に根面に負担をかけないために、側方圧がわずかでも十分なことがわかります。

1. 小田茂．歯周炎罹患歯におけるendotoxinの浸透程度について．日本歯周病学会会誌 1992;34(1):46-59.
2. 大島光宏．細胞培養法を用いたスケーリング・ルートプレーニングの効果に関する研究．日本歯周病学会会誌 1987;29(1):65-75.

表1　P-Maxおよび手用キュレット使用時の使用圧測定結果

被験者＼器具	1	2	平均
P-Maxチップ	11.2 ± 0.4	8.9 ± 0.4	10.1 ± 0.4
手用キュレット	175.4 ± 3.9	143.8 ± 3.69	159.6 ± 3.8

石田洋子，麻生智子，大川由一，保坂誠．多目的超音波ユニット（スプラソンP-MAX®）応用時の表面性状の変化について．第一報．パワーレベルと表面損傷との関係．千葉県立衛生短期大学紀要 1997;15(2):11-18.

ぜひとも習得したい超音波スケーラーのインスツルメンテーションテクニック

インプラント治療後のメインテナンスにプラスチックチップを

最近では、インプラント治療はとてもメジャーな治療法となりました。歯科衛生士もメインテナンスをする機会が増えてきたことでしょう。

インプラント治療後のメインテナンスには、研磨剤の入っていないプラスチックチップを用いて、微弱パワーにてインスツルメンテーションしましょう。インプラントフィクスチャーや補綴物を傷つけることなく、デブライドメントすることができます（図25）。

図25　プラスチックチップによるインプラントのメインテナンス

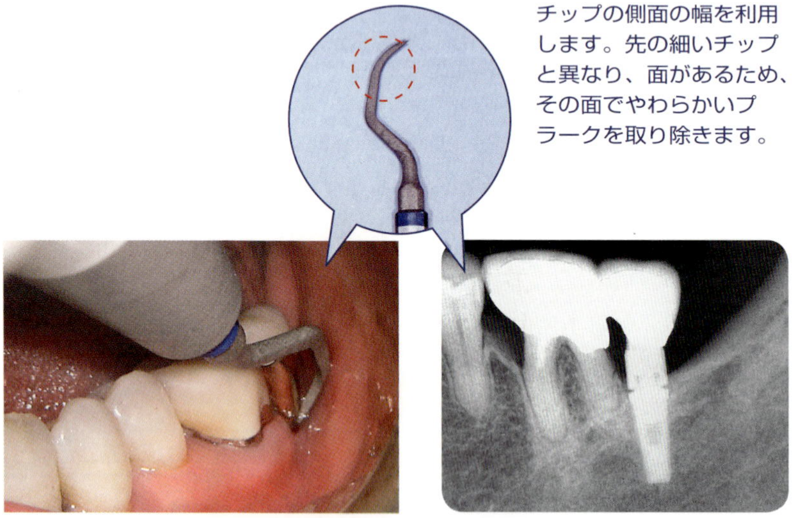

チップの側面の幅を利用します。先の細いチップと異なり、面があるため、その面でやわらかいプラークを取り除きます。

❗ アドバイス　プラスチックチップは形態修整もできます

プラスチックチップは、わずかな形（チップカードでの範囲内）であれば、形態修整して使用することができます。使用部位に合わせて、調整するくふうをしてみましょう（図26）。

※使用前にチップカードでチェックをしましょう。

図26　プラスチックチップの形態修正

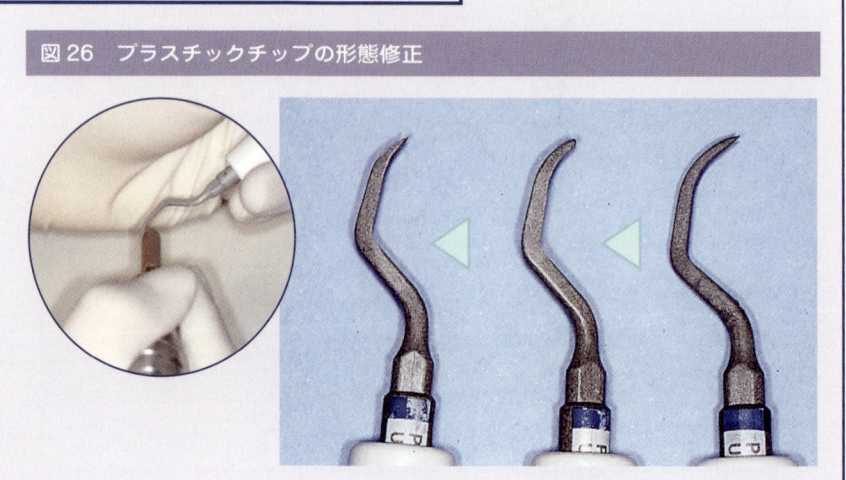

超音波スケーラーだから注意したいこと

チップの管理は大切です

図27 チップは消耗品です

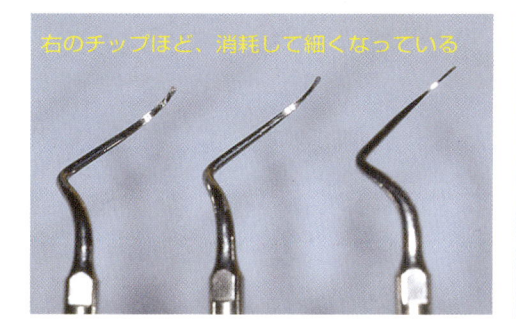

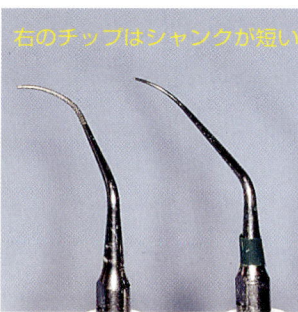

右のチップほど、消耗して細くなっている　　右のチップはシャンクが短い

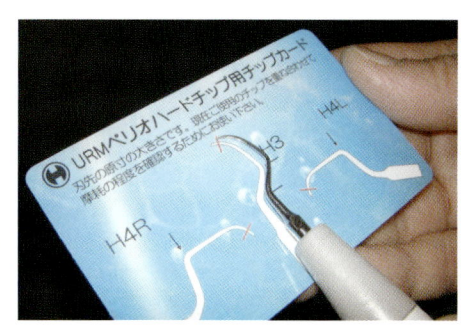

使用前にチップカードで消耗度をチェックしよう！

※アクティブエリアは先端から約4mmです。

超音波スケーラーのチップは、他の手用スケーラーと同様に、消耗品です。特に、パワーが強ければ消耗も早くなります。使用前に、チップカードで消耗度のチェックを欠かさないようにしましょう（図27）。

また、刃のあるチップはシャープニングも必要です。第一シャンクを90度に設定し、かかと部から先端部までシャープニングをしましょう（図28）。

図28 カッティングエッジのあるチップはシャープニングしましょう（スプラソンの場合）

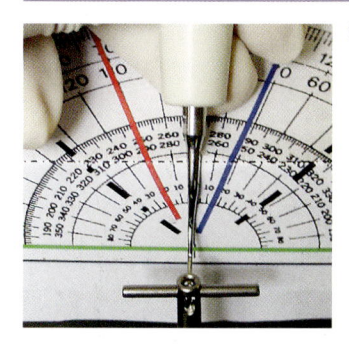

第一シャンクを90度に設定して

Tゲージで、かかと・中央・先端部のカッティングエッジの場所をチェック。

カッティングエッジは直線的です。かかと部を床と平行にしたところが、シャープニングのスタートポジションです。

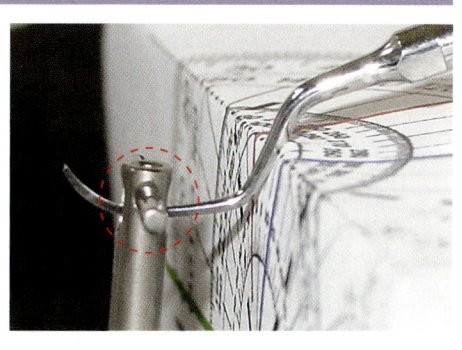

超音波スケーラー特有のトラブルを防止しよう

不適切なパワーによるトラブル

超音波スケーラーは、パワーの調節を誤ると、図29に示したような思わぬトラブルが生じることがあります。

メーカーが指示したチップとパワーの組み合わせで、正しく使うことが一番大切です。

図29 不適切なパワーによるトラブル

- 歯肉縁下において疼痛
- 歯根面の損傷
- 人工物の損傷
- エアロゾルの飛散
- 無髄歯に対するマイクロクラック

超音波スケーラーを使用する前に注意しよう

超音波スケーラーを使用する前に、図30に示したことを十分に考慮しましょう。

図30 不適切なパワーによるトラブル

エアロゾルによる感染予防は大丈夫？

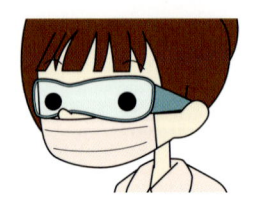

肺炎や呼吸器疾患、むせるといった障害を予防しましょう。
術者もゴーグル、マスクの着用。

電磁波の影響は大丈夫？

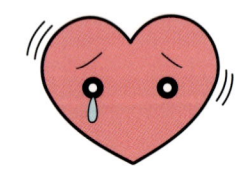

心臓ペースメーカー設置患者さんには使用できません。

歯髄刺激の影響は大丈夫？

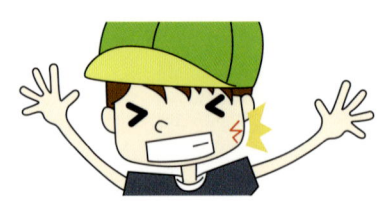

乳歯や萌出直後の永久歯、知覚過敏部、脱灰部、露出セメント質には使用しないほうがいいでしょう。

人工物への損傷は大丈夫？

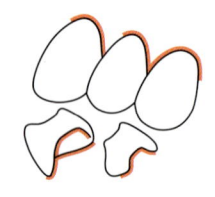

補綴物のマージン、コンポジットレジン、インプラントのアバットメントなどは注意（使用できるチップの選択を！）

マイナス面も理解しよう

超音波スケーラーは、術者にとってすばやく施術ができる、力を必要としないなどメリットがあります。同じように患者さんにもメリットがありますが、マイナスの面も理解しておきましょう（図31）。マイナス面を理解しておけば、施術中の患者さんへの配慮もよりよいものになるでしょう。

図31 患者さんにとっての、超音波スケーラーのプラス面とマイナス面

－の要素	＋の要素
・凍みる	・処置時間が短い
・痛い	・予後が良く早い
・水が溜まる	・爽快感
・耳障りな音	・満足感

5

手用スケーラーの
シャープニングテクニック

株式会社シャープニング
風見健一
www.sharpening.jp

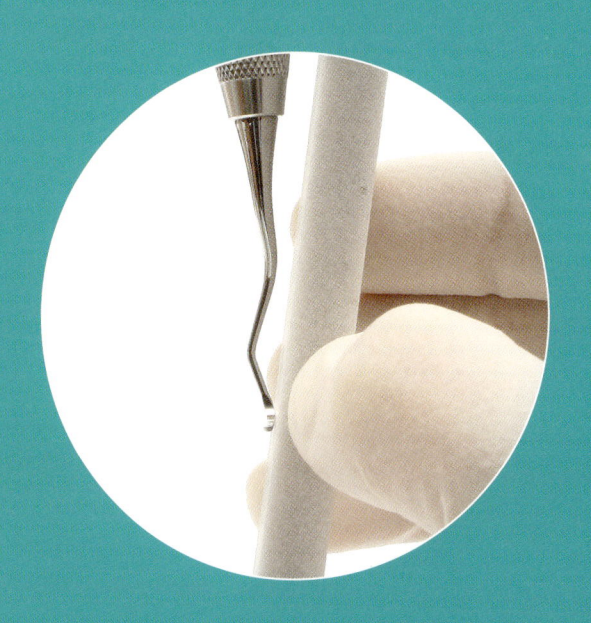

シャープニングとは？

プロフェッショナルほど、シャープにメインテナンスしている

プロフェッショナルが使用する刃物は、いつもシャープです。

例えば、板前さんの包丁の切れ味悪かったら、おいしい料理はできないでしょう。

床屋さんのハサミの切れ味が悪いと、髪の毛にハサミが引っ掛かって、お客さんは痛い思いをするでしょうし、理髪師の作業ははかどりません。

歯科医療の現場も同じです。ハサミ、ナイフ、スケーラーなどがシャープでなければ、患者さんの苦痛が増し、作業効率が必ず落ちます。

いくら高い技術を有していても、切れない道具しかないようであれば、治療の質が落ちてしまうでしょう。

現実には、どの職種でも高い技術を持つ人ほど、道具は大切に管理され、刃物はよりシャープにメンテナンスされているようです（**図1**）。

図1　プロフェッショナルならば、器具のメインテナンスは必須である

シャープニングとは？

スケーラーは立派な刃物である

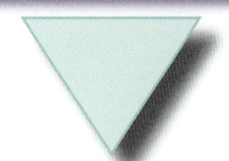

▼

プロならば、使う刃物は常にシャープな状態に管理

▼

切れなくなった刃を再び切れるようにすること

スケーラーにおける、切れる刃と切れない刃の違い

図2a　よく切れる鋭利な状態

付着物
刃の内面
カッティングエッジ

図2b　切れない鋭利さが失われた状態

付着物
刃の内面
カッティングエッジ

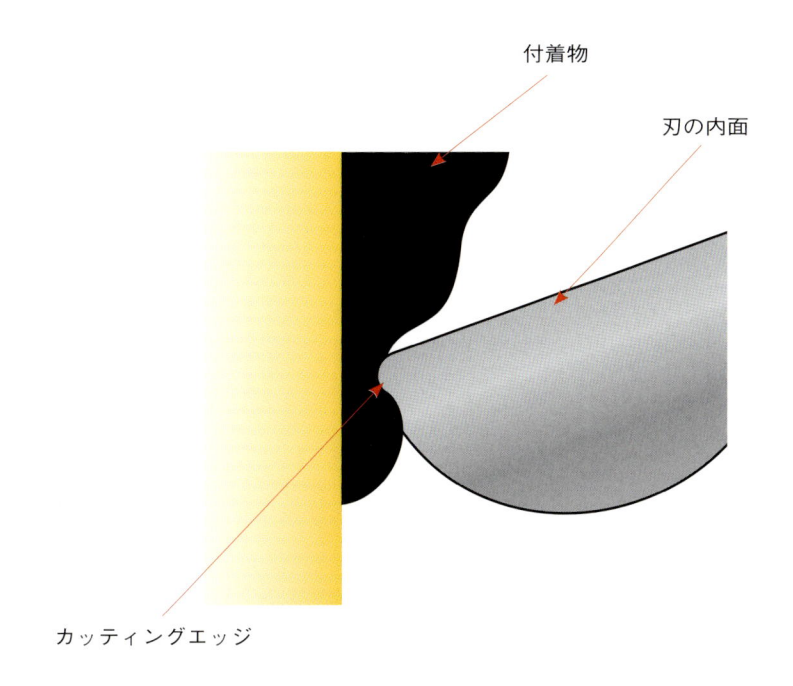

左の**図2**は、キュレットの刃と歯根面がどのようにあたっているかを示したものです。

切れる刃とは、**図2a**でわかるように、カッティングエッジが鋭角に尖っている状態です。

カッティングエッジが鋭利な状態で、刃ははじめて根面と歯石などの付着物のあいだに割って入り込むことができ、付着物の除去が可能になります。

一方、キュレットを何度か使用すると、カッティングエッジが摩耗して鋭利さが失われ、**図2b**のような丸みを帯びた状態になります。

この状態では、根面と付着物のあいだに刃が物理的に入り込むことができなくなり、付着物の表層一部のみが除去されます。

鋭利さが失われたキュレットを用いて、力任せに操作をしても、根本的な除去には至らず、むしろ術者の指、手、肩の疲労を助長し、乱暴な操作によって患者さんに不必要な苦痛を与えることにつながります。

シャープニングの目的は？

すべては患者さんのために……

　シャープニングがしっかりできると、スケーラーの操作が楽になり、小さな力で効率的に正確な作業ができます。作業時間も短縮されることで術者の疲労は低減し、SRPの施術時間も短縮され、結果的に医院経営にプラスをもたらします。

　そしてそれ以上に、より質の高い治療を安全に患者さんに提供でき、患者さんの満足度があがります。

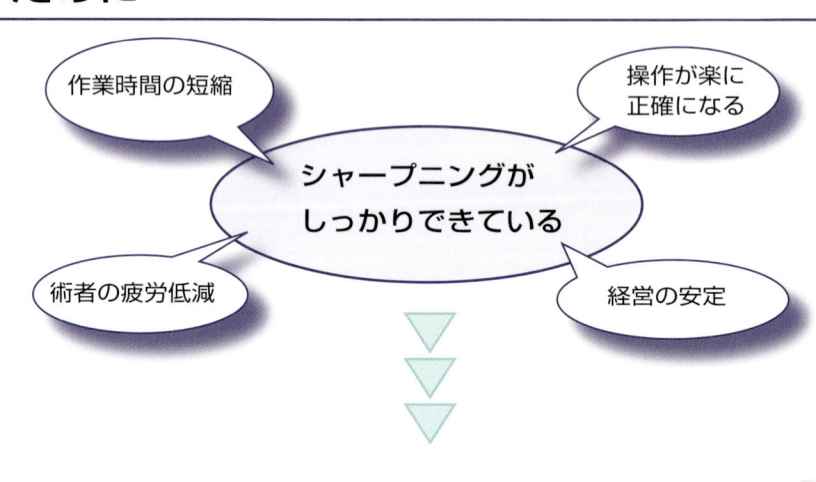

- 作業時間の短縮
- 操作が楽に正確になる
- 術者の疲労低減
- 経営の安定

→ シャープニングがしっかりできている

質の高い治療＝患者さんへの貢献

あなた自身のスキルアップのために……

　シャープニングがある程度できることは、歯周治療において必須の技能です。しかし現実には多くの臨床家にとって苦手であったり、避けて通りたい作業のひとつになっています。

　この技能をマスターした上で、さまざまなスケーラーテクニックを修得することが、本来は望ましいと思います。

シャープニングがしっかりできている
▽
スケーラーテクニックが習得できる
▽
スキルアップにつながる

なぜシャープニングが苦手な臨床家が多いのでしょう？
シャープニングが苦手な理由ベスト3

その1　スケーラーの構造がわからない

図3　各種スケーラーの刃。シャープニング時にイメージできますか？

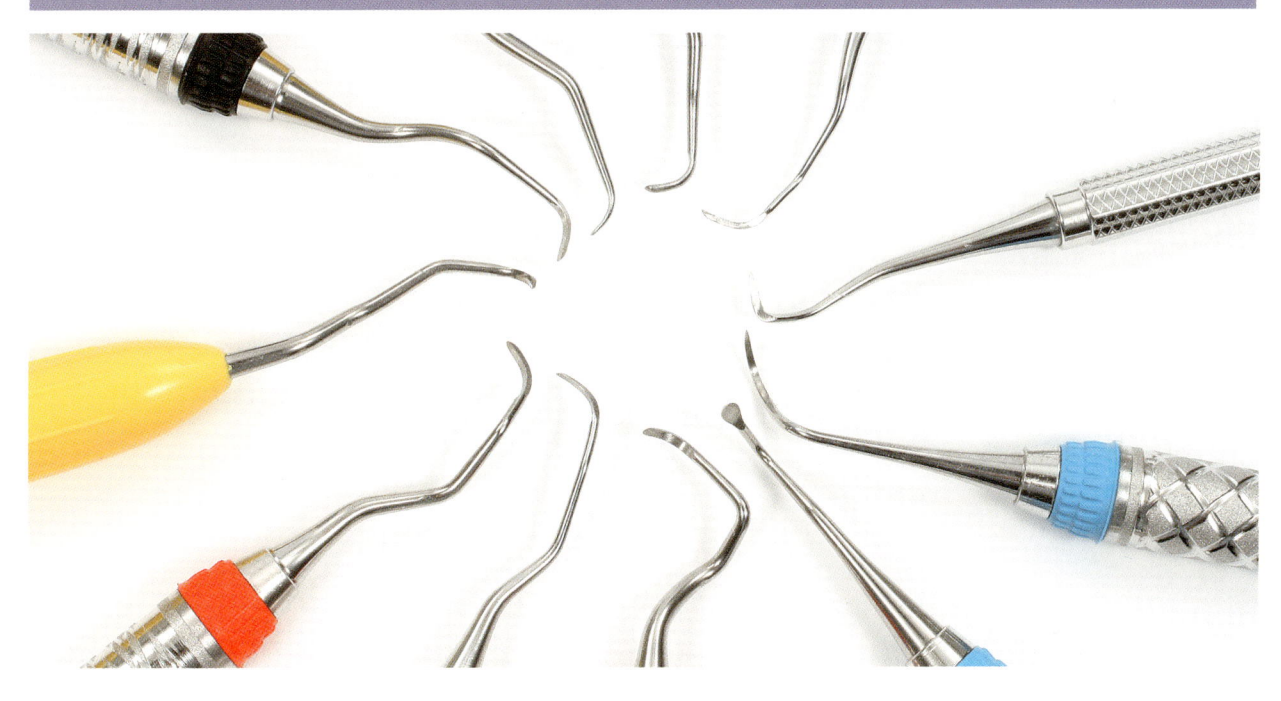

　苦手な原因の第1は、スケーラーの構造を理解していない、ということです。

　これは、新人・ベテランを問わず陥りやすい罠です。

　特にグレーシーキュレットのシャンクや刃は複雑な形状をしているため、正確に構造を理解しにくいことがあげられるでしょう（図3）。

　正確に構造を理解できれば、シャープニング時に頭の中で刃を大きくイメージしながらストーンを操作することによって、イメージどおりの正確なカッティングエッジを作ることが可能になってきます（スポーツ選手がイメージトレーニングをして成果を出すことに似ています）。小さな刃だからこそ、大きくイメージをしながら研磨を進めることが大切です。

　逆に言えば、刃のイメージができない状態や誤ったイメージで行えば、うまくシャープニングができないのも当然かも知れません。

その2　シャープなエッジとシャープでないエッジの違いがわからない

　第2の理由は、刃のシャープさが見わけられないことです。

　新品のときは切れて、そのあと徐々にシャープさが低下していくので、使用していて「何となく切れなくなった」と感じる方が多いのではないでしょうか。

　どれくらい切れなくなっているのか、どれくらい研磨したら切れるようになるのか、一本一本使用状況が異なるため、判断に困ることがあると思います。

　実はこの第2の理由がもっとも重要な理由なのです。逆に言えば、これを克服できれば、シャープニングは8割マスターできたようなものです（図4）。

図4　シャープなエッジとシャープでないエッジの見分けがつきますか？

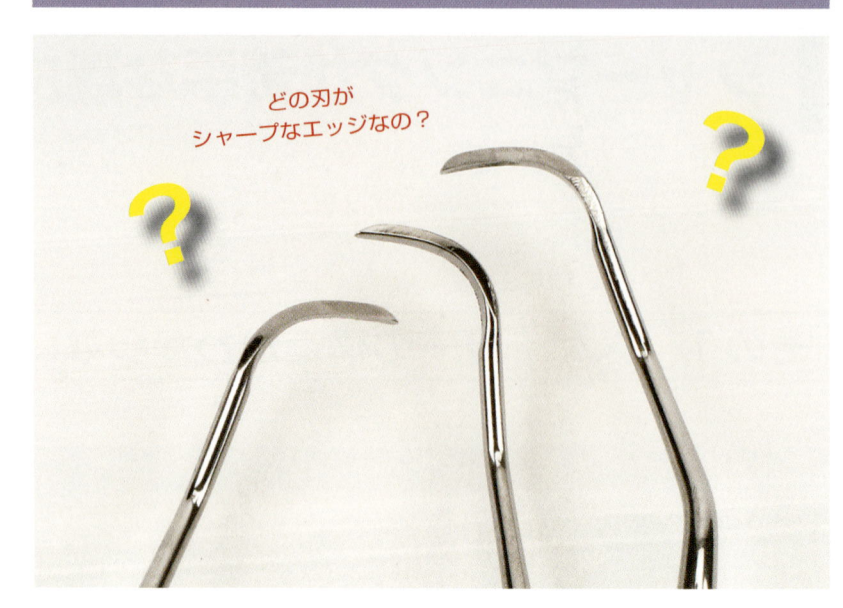

どの刃がシャープなエッジなの？

シャープさの見分け方の実際は、☞P92参照

! アドバイス

　光をカッティングエッジに当ててシャープさを見分ける方法が一般に言われていますが、光の当て方や場所、そして各人の見る力の差によって客観的とは言いにくいと考えられます。

　また、ルーペで拡大してみるとより正確に見分けやすくなりますが、ルーペや拡大鏡の準備をしたり、手間と時間がかかるため、スピードを要求される現場では望ましい方法ではないと思われます。

その3　シャープニングの必要性がわからない

　スケーラー、特にキュレットは目的に応じたモデルを使用し、シャープなエッジで指先の力を抜いて使用すると、最大の効果を発揮するように設計されています。しかしハンドルを強く把持する習慣があると、刃から伝わる振動もわかりにくくなり、力任せに操作するようになりがちです。

　すると付着物除去に必要なシャープな刃の有効性を軽視しがちになり、より指先の力に頼る悪い癖がついてしまいます。

　プローブやエキスプローラーの操作と同様に、人差し指と親指の先端で軽く把持するようにしてください。刃物はスケーラーに限らず力業ではなく、シャープさと挿入角度で使用するものです。

　力任せにインスツルメントを操作している人ほど、シャープニングの必要性に気がつかず、シャープニングをしないで臨床に取り組んでいることが多いようです。

シャープニングの基本3原則

基本原則1　スケーラーの構造を理解する

スケーラーの刃自体は大変小さいので、研磨するときに頭の中で拡大したモデル図をイメージしながら行う練習を繰り返すと、理想的な研磨に近づいていきます。そのためにはさまざまなスケーラーの構造、特にシャンク全体、第一シャンク、刃をよく知る必要があります。

図5　シャープニングにおいて一番大切なのは第一シャンク

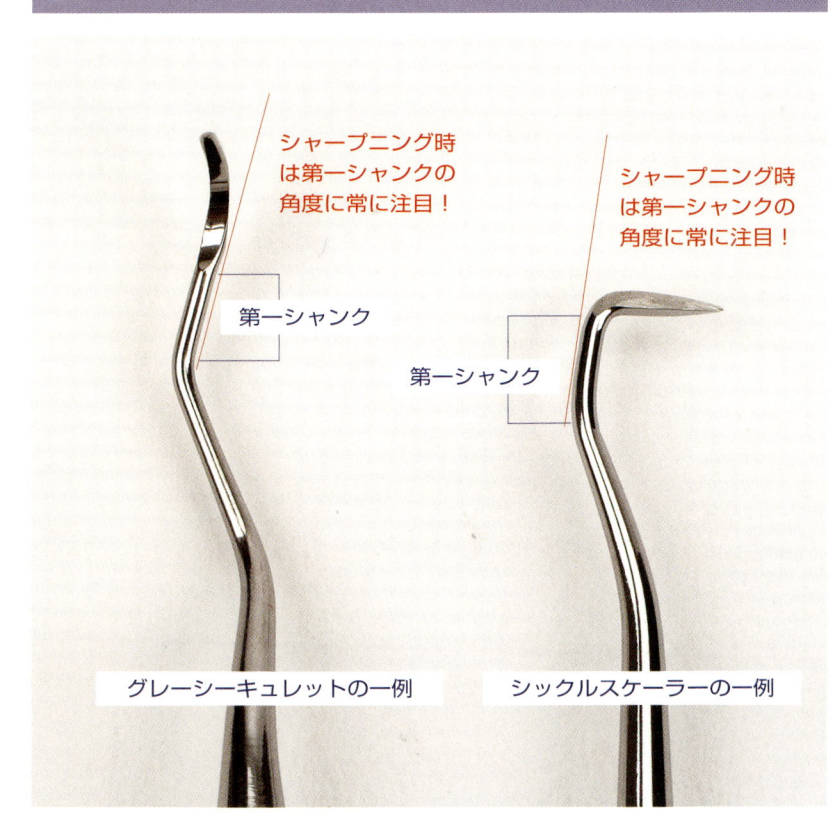

シャープニング時は第一シャンクの角度に常に注目！
第一シャンク
グレーシーキュレットの一例

シャープニング時は第一シャンクの角度に常に注目！
第一シャンク
シックルスケーラーの一例

シャープニングにおいてもっとも重要！　第一シャンク

第一シャンクとは、図5に示した部分で、ターミナルシャンク、ロワーシャンクなどと呼称されることもあります。日本における歯科教育では、第一シャンクという呼称がもっともポピュラーのようです。

シャープニングにおいて第一シャンクがもっとも重要な理由は、第一シャンクの延長したラインとストーンの角度を一定に維持することが大切だからです。
☞P99参照

図6 シックルスケーラーの構造

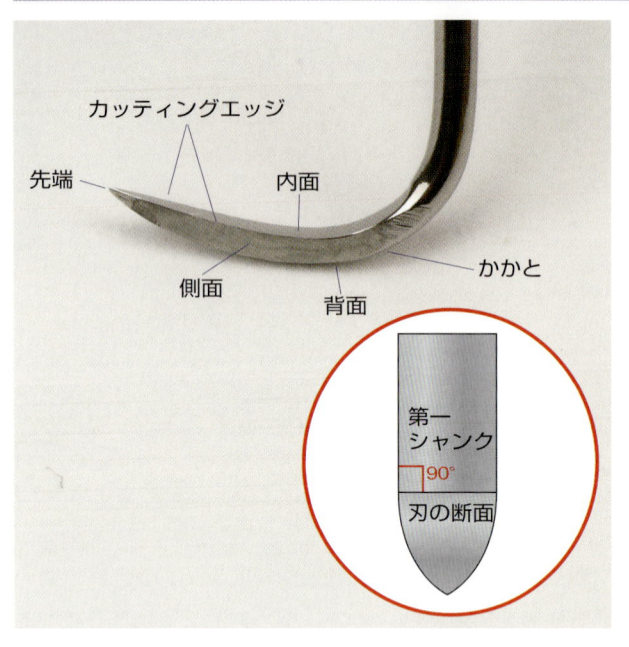

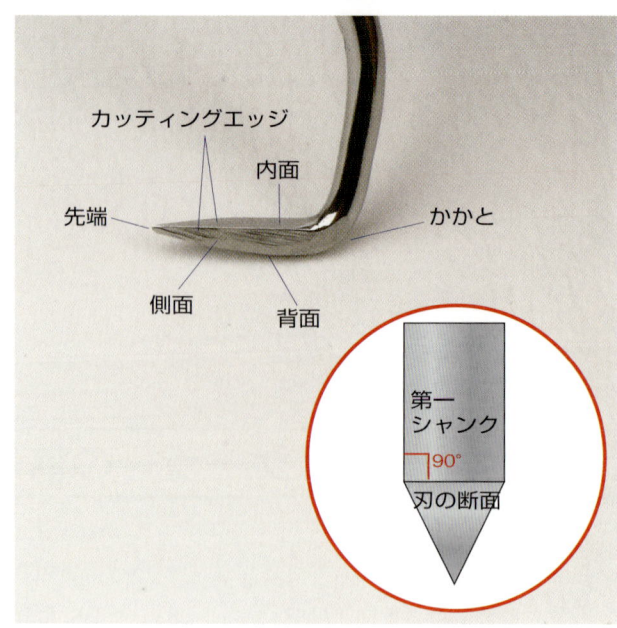

シックルスケーラーの構造を理解しよう

シックルスケーラー（図6）は、鎌形スケーラーと言われるように、鎌の形状をしています。

先端が尖って、内面が平らで、両刃になっています。断面図では逆三角形になっています。

また、第一シャンクと刃の内面との角度が90度になっています。

ユニバーサルキュレットの構造を理解しよう

ユニバーサルキュレットの刃の形状は、きわめてグレーシーキュレットに近いものです（図7）。

違いは両刃であること、そして刃の内面と第一シャンクとの角度の違いです。刃の断面図はかまぼこの半円形であり、先端および底部は歯肉を傷つけないように丸みを帯びている点は、グレーシーキュレットと共通です。

一方、シックルスケーラーとの共通点は、両刃であることおよび刃の内面と第一シャンクとの角度が90度であることです。

図7 ユニバーサルキュレットの構造

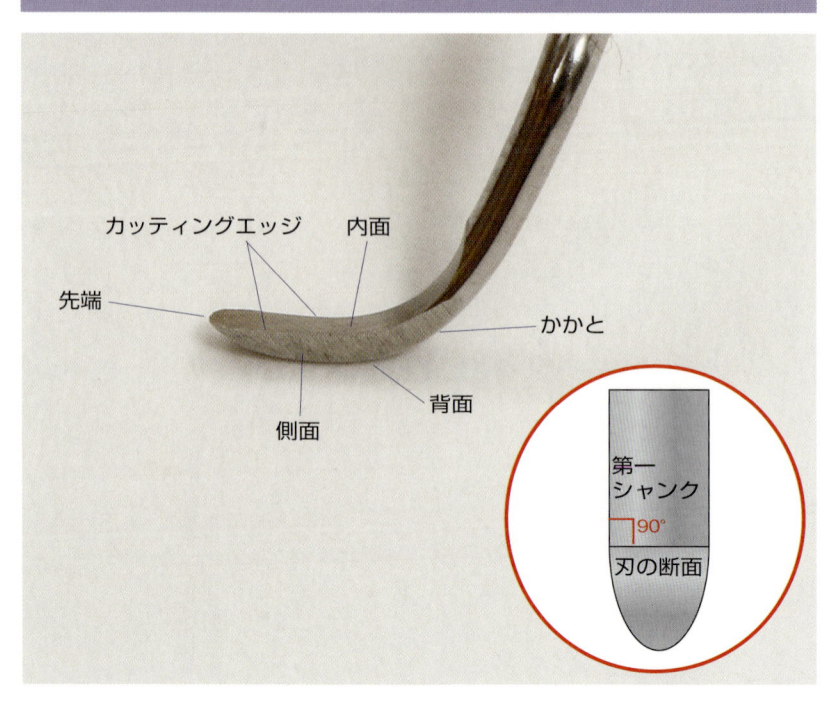

5 シャープニングテクニック

図8a　グレーシーキュレットの構造

カッティングエッジ・内面・先端・かかと・側面・背面・第一シャンク・70°・刃の断面

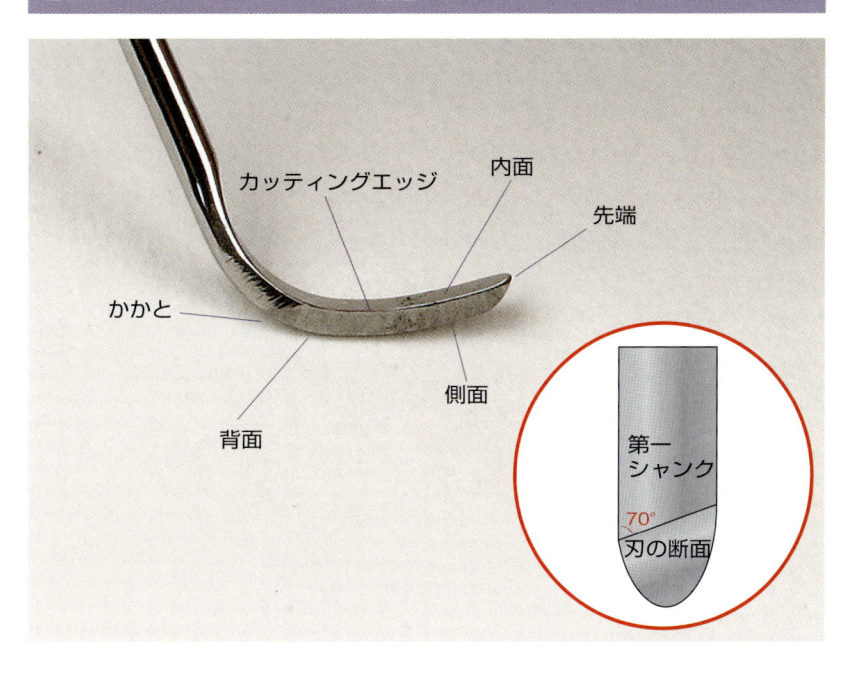

図8b　グレーシーキュレットのカッティングエッジの見分け方

奇数番号は先端を自分に向けるとカッティングエッジは右側にあります。　拡大

偶数番号は先端を相手に向けるとカッティングエッジは右側にあります。　拡大

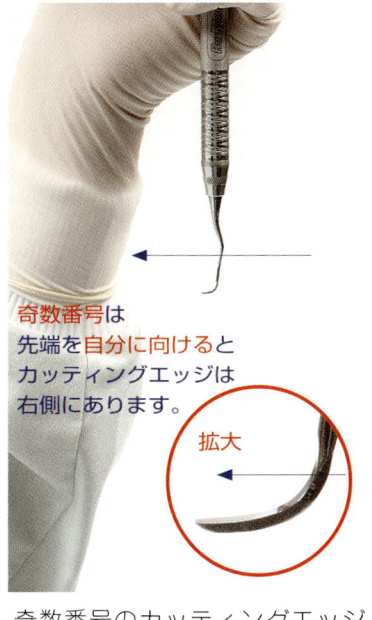

奇数番号のカッティングエッジは、先端を自分に向けたとき、右側にカッティングエッジがあります。

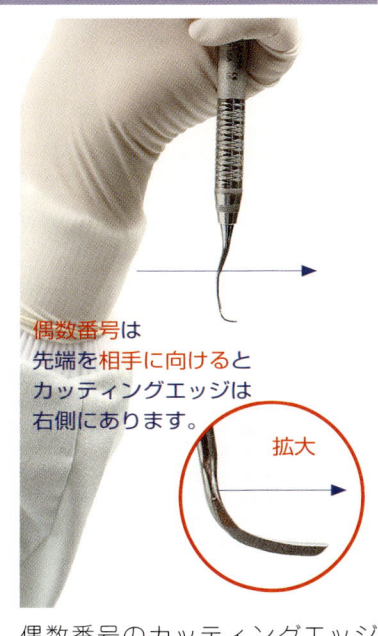

偶数番号のカッティングエッジは、先端を相手に向けたとき、右側にカッティングエッジがあります。

グレーシーキュレットの構造を理解しよう

グレーシーキュレット（**図8a**）のシャンク形状は、適用部位によって1～18番までさまざまな形状をしています。

特に臼歯部に用いるシャンクは複雑に屈曲しています。

この複雑な形状から「グレーシーキュレットの研磨は難しい」という誤った先入観が生まれています。

ところが、刃に目を向けると、シックルスケーラーのように多様ではなく、原則的にシャンクの番号にかかわらず1つの形状をしています。正しい研磨手法を身につけると、シックルスケーラーよりもグレーシーキュレットのほうが実は簡単なのです。

そのナゾを解く1つの鍵は、シャンク番号と構造の関係を知ることにあります。

複雑な構造に見えますが、奇数番号と偶数番号の違いによって、刃が右に傾いているのか、左に傾いているのか決まっているのです。つまり、どんなに複雑な構造に見えても、刃が右に傾いているのか左に傾いているのか確実に見分けられれば、研磨するところが一目瞭然なのです。

刃（カッティングエッジ）の見分け方は簡単です（**図8b**）。

奇数であれば先端を自分に向け、偶数であれば先端を相手に向ければ、カッティングエッジはすべて右側になります。

基本原則2　シャープさを見極める～テストスティック～

　刃の状態がどれくらいシャープかわからなければ、どの程度シャープニングすればよいかわかりません。無駄に研磨を続けたり、鋭利でない状態をシャープと勘違いしてしまいます。

　シャープさの見極めには、テストスティックを用います。テストスティックとは、いわゆる"擬似根・歯面"です。テストスティックに刃を軽く食い込ませて、刃が離れるときに発する音色で、客観的に判別します。

　高音で風鈴のような澄んだ音色が鳴ればシャープ、鈍い音や音が出ないようであればシャープでないとわかります。また、まったく食い込まないで刃が滑るようであれば、まったく鋭利でない状態とわかります。

　テストスティックは、研磨に取りかかる直前、研磨の最中、そして研磨の最終確認に何度も使用しましょう。

テストスティックによるシャープさの見極め方
グレーシーキュレットにおけるテストスティックの使い方（図9）
①テストスティックをまっすぐに立て、下半分を左手で軽く把持し、グレーシーキュレットを右手で把持します。
②右手の薬指先端を支点として、テストスティック右側面にレストを求めます。
③支点の薬指先端と刃で、左右から同じ高さでテストスティックを挟むようにします。この時、第一シャンクはテストスティック左側に平行に密着している状態になります。テストスティックを持つ左手を離しても、テストスティックが落下しないような形が理想的です。
④刃をテストスティックから真横方向に1～2cm離し、再びテストスティックに当てます。刃は、振り子のようにスイングさせながら横から軽くテストスティックに当てます。

図9　グレーシーキュレットにおけるテストスティックの使い方

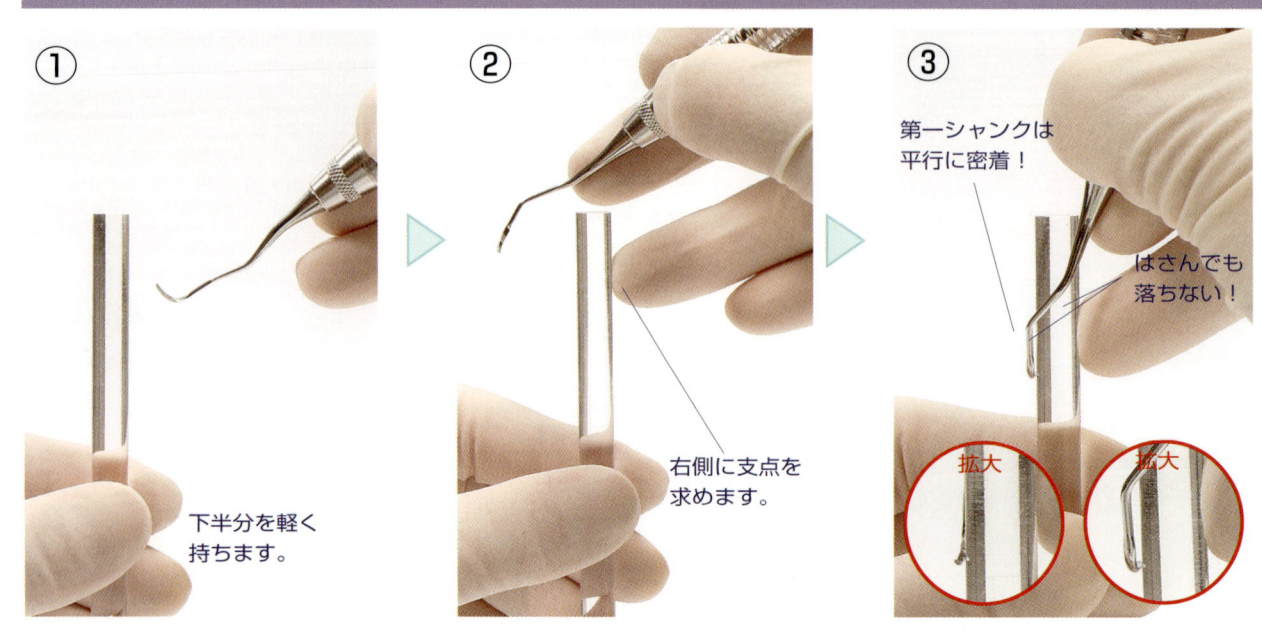

① 下半分を軽く持ちます。

② 右側に支点を求めます。

③ 第一シャンクは平行に密着！　はさんでも落ちない！　拡大　拡大

5 シャープニングテクニック

> **! アドバイス　テストスティックでじょうずに確認するために**
>
> - 絶対にテストスティックをがりがり削らないようにしてください。
> - テストスティックの表面がラフになってきたり、食い込みの跡がかなり多くなってきたら、音色が徐々に出しにくくなります。その場合は交換してください。
> - スケーラー、ストーンとともに必ず滅菌しましょう。
> - 研磨する前に、現状の刃の状態を確認しましょう。
> - 研磨途中でこまめに確認し、研磨し過ぎたり、中途半端に終了しないようにしましょう。
> - 確認は、刃のかかと部、中間部、先端部の3ヵ所をしましょう。
> - シャープであれば、スチールハンドルの場合、"ピン！"という高い音色を出しますが、シリコンラバーやプラスチックハンドルの場合は低い音色しか出ません。低い音色でもシャープさの違いを聞き分けることが十分可能です。テストスティック初心者の方は、最初はスチールハンドルで練習することをおすすめします。

　刃を食い込ませるときは軽い力で少し食い込ませることを意識し、食い込みに1秒前後の溜めをおきます。刃の食い込みは力わざではなく、当てる角度で決まるので、最低限の軽い力で十分です。かなりシャープな刃であれば、横から軽く触れた程度で食い込みを感じることができます。

　当たった瞬間、第一シャンクはテストスティックに平行になるようにします。

⑤刃を離すときは、当てたときと同じようにストロークした軌跡に戻すように、ふわ〜っと力を完全に抜くような気持ちで行います。刃が離れた瞬間に、シャープさの度合いを示す音がでます。シャープであれば"ピン！"という澄んだ音色がでます。シャープでなければ、テストスティック上で滑るか、鈍い音しかしません。

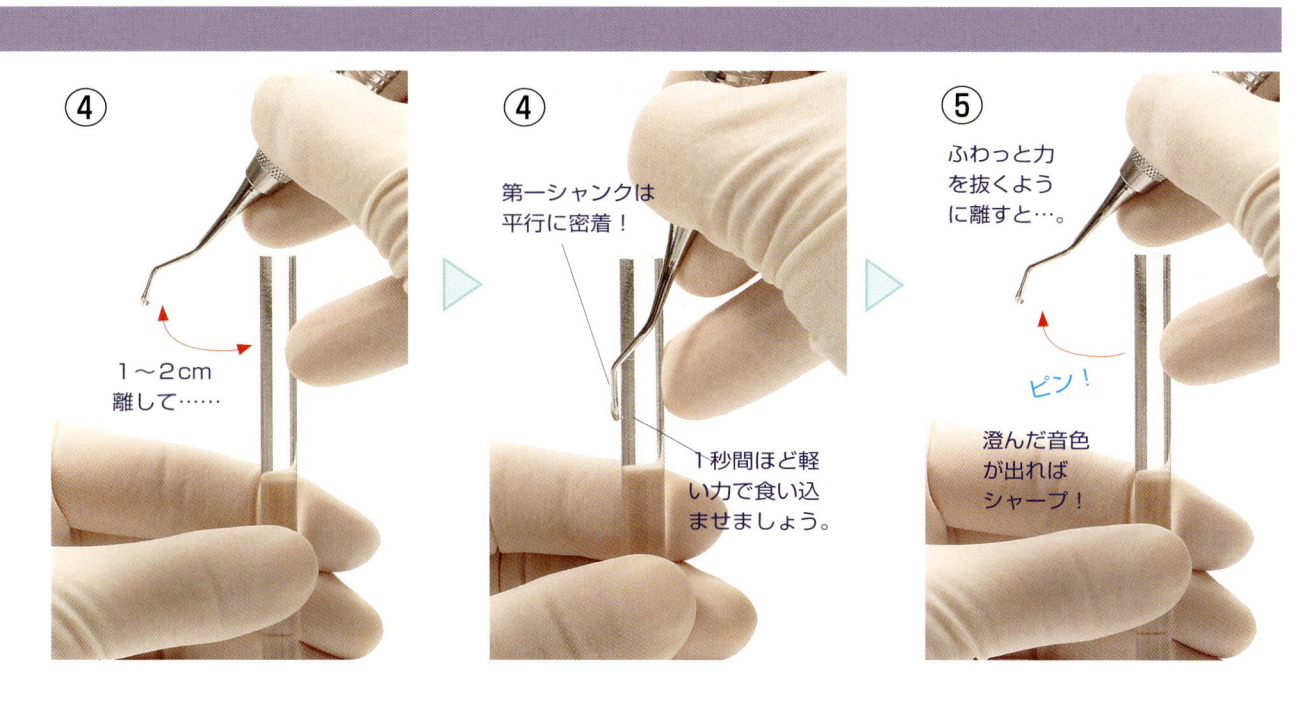

④ 1〜2cm離して……

④ 第一シャンクは平行に密着！　1秒間ほど軽い力で食い込ませましょう。

⑤ ふわっと力を抜くように離すと… ピン！ 澄んだ音色が出ればシャープ！

シックルスケーラー＆ユニバーサルキュレットにおけるテストスティックの使い方（図10）

　基本的な使い方はグレーシーキュレットの場合と同じですが、1つだけ違う点が、刃がテストスティックに食い込むときの第一シャンクの角度です（①）。

　グレーシーキュレットは第一シャンクはテストスティックに平行に密着させますが、シックルスケーラーおよびユニバーサルキュレットの場合は、テストスティック側に少し傾けた、時計で言えば1時ちょっと手前の3〜4分ぐらいにします。この点だけを気をつければ、確認が行えます（②）。

図10　シックルスケーラー＆ユニバーサルキュレットの場合

① 第一シャンクは斜めになる！（時計で言うと3〜4分）
　1秒間ほど軽い力で食い込ませます。
　右側に支点を求めます。

② ふわっと力を抜くように離すと…。
　ピン！
　澄んだ音色が出ればシャープ！

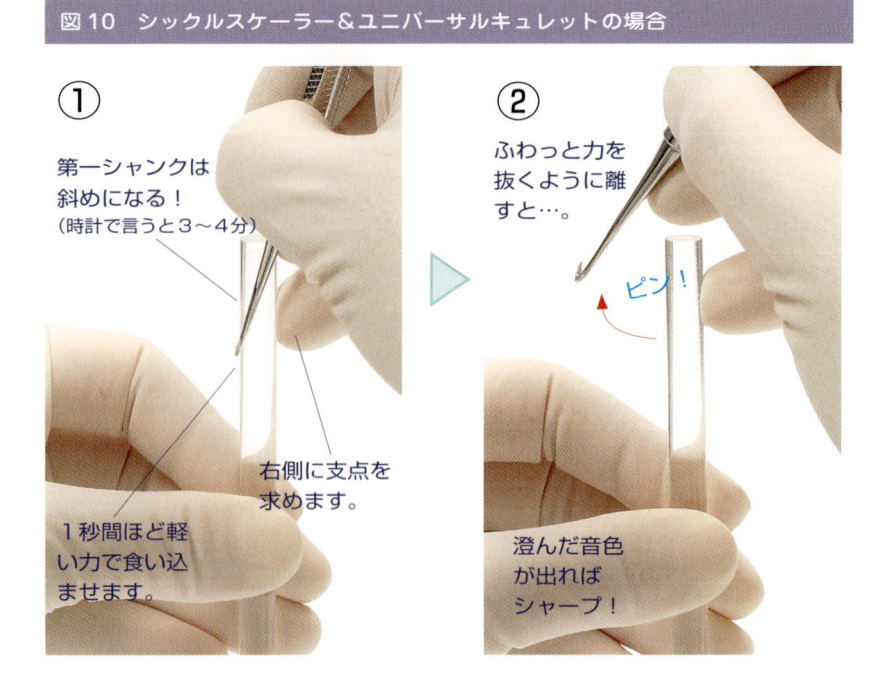

基本原則3　変形しない研磨のコツを修得する

　グレーシーキュレットの研磨時に陥りやすい失敗には、「刃の先端を尖らせてしまう」（**図11**）ことと「研磨すれどもシャープにならない」の2点があります。

　研磨の仕方は97ページから解説しますが、以下の5つを基本として意識しながら研磨をすることが大切です。
①刃の先端だけでなく側面全体を研磨すれば尖らない
②刃の構造を思い出して、研磨面は曲面でなく、直線状に作成する
③ストーンのあてる角度を一定に
④奇数／偶数番号でコツがある
⑤ストーンの動きは大きく、一直線上の往復運動にする

図11　グレーシーキュレットのシャープニング失敗例

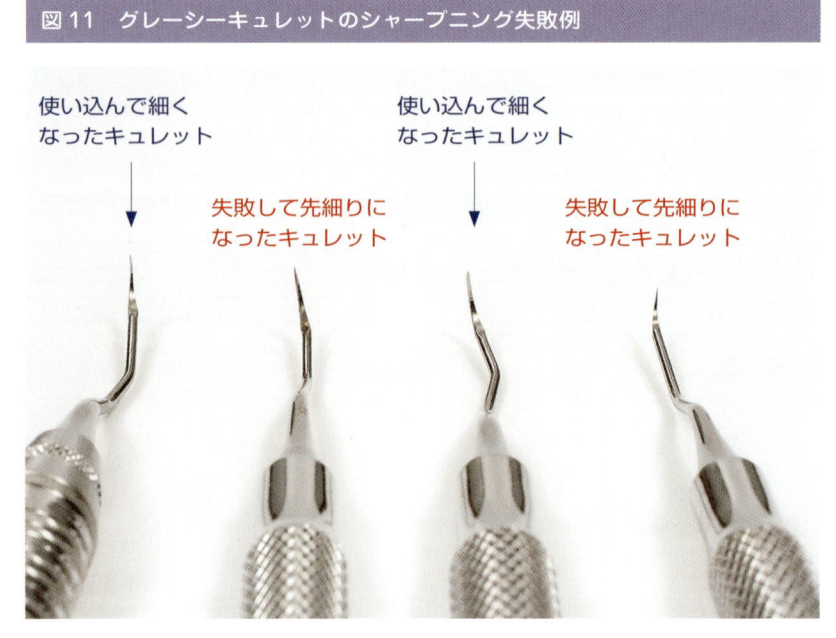

使い込んで細くなったキュレット　／　失敗して先細りになったキュレット
使い込んで細くなったキュレット　／　失敗して先細りになったキュレット

このようにならないようにする研磨方法は、☞ P 97〜参照

シャープニングに必要な器材

シャープニングには、3つのアイテムが必要になります。
・テストスティック ☞P 92 参照
・シャープニングオイル
　……医療専用のミネラルオイル
・シャープニングストーン
　……歯科で主に使用されているものは、3種類あり、それぞれ特徴がある。

アーカンサスストーン

アーカンサスストーンは長い歴史があり、さまざまな荒さのものがありますが、歯科で利用されているものはアーカンサスストーンの中でもソフトアーカンサスストーンと呼ばれる中目で、すばやく、かつよりコントローラブルにスケーラーを研磨できます（**図12写真右**）。アーカンサスストーンは他の素材のものに比較して、もっともシャープなエッジを作れることが最大の特徴です。

シャープニングオイルを利用することで、削り取った刃面の金属粒子をストーン表面から浮かし、オイル成分と金属粒子が混ざりあることによって、よりすぐれた研磨力が生まれると思われます。研磨を続けるとオイルが黒く汚れてきますが、拭き取らず、表面が常

図12　シャープニングストーンの一例

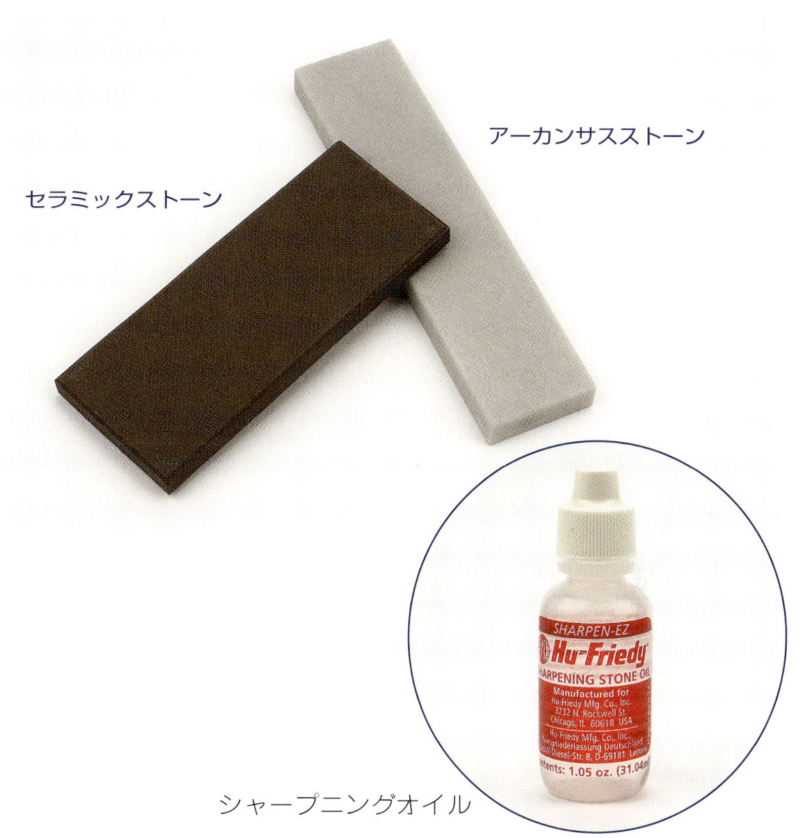

セラミックストーン　　アーカンサスストーン

シャープニングオイル

に湿るように時折オイルを1〜2滴追加して行います。オイルが十分でないと、ストーン表面の一部が早く窪んで使いづらくなってしまいます。臨時的にオイルなしでも研磨に利用できますが、通常は必ず専用オイルを利用しましょう。

もっともシャープなエッジができるアーカンサスストーンだけを

必要枚数（スケーラーセットと同じ数）揃えるのが理想ですが、滅菌処理されていないオイルを使用するため、研磨後にスケーラーを再度滅菌する必要があり、セラミックストーン（**図12写真左**）に比べて手間がかかります。しかしシャープさを考えると、その手間は十分元が取れるものです。

セラミックストーン

セラミックストーン（図13）の場合、シャープニングが終了したらすぐにスケーラーを臨床で使用できます。この簡便さがアーカンサスストーンと比べて有利な点ですが、一方で研磨速度およびシャープさは多少劣ります。

歯石除去レベルではセラミックストーンのシャープさでも十分ですので、保険診療や時間に追われる場合、セラミックストーンの利用も良いと思います。また、セラミックストーンが主に活躍するのはチェアーサイドで研磨を行うときです。

バイオフィルムの除去を行うメンテナンス作業の場合は、エッジの鋭さがより求められますので、研磨はアーカンサスストーンで行うことをお薦めします。

図13　セラミックストーンの一例

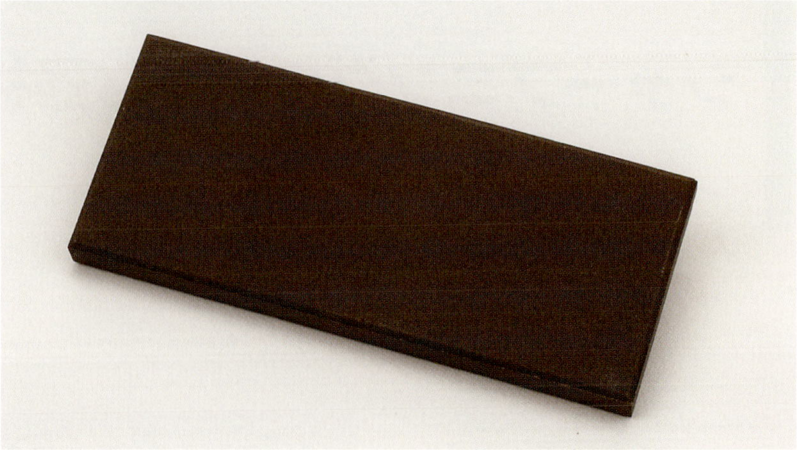

インディアストーン

インディアストーンは、目が粗すぎるため、刃がすぐに消耗し、スケーラーの研磨には適しません。

表1　ストーンの比較

名称	組成	潤滑	用途	特徴
アーカンサスストーン	自然石（米国アーカンサス州で採石）	専用オイルを使用	日常の研磨と仕上げ。一番高い汎用性	2回の滅菌処理が必要。もっともシャープなエッジが作成可能
セラミックストーン	人工石	水もしくは乾燥状態でも使用可		1回の滅菌処理のみで簡単
インディアストーン	人工石	専用オイルを使用	極度のダル、または大幅な形態修正	通常のスケーラーには向かない

> **！アドバイス　シャープニングストーンの取り扱いについて**
>
> ・どのストーンの場合も、表面にある無数の小さな穴に研磨した金属カスが蓄積すると研磨力が低下しますので、こまめに洗浄を行ってください。ブラシや超音波洗浄器が一般的ですが、洗浄力の強力な高圧スチームを時々利用するのもよいかと思います。
> ・アーカンサスストーンでは、ストーンの一部分だけが窪まないように、表面をまんべんなく使用すると、より長く使用できます。
> ・シャープニングストーンは、必ずスケーラーとともに滅菌した上で使用することが、シャープニング中の感染を予防するために大変重要です。

シャープニングをしてみよう

シャープニングをするにあたってのポイント

刃を3つに分けてシャープニングを行うようにしよう

シャープニングに際しては、かかと部、中間部、先端部の3つに刃を分けて、かかと部から徐々に先端部へストーンを連続的に移動させます（**図14**）。

研磨の時間配分は、キュレットの場合、かかと部が6割、中間部3割、先端部1割ぐらいに意識すると、エッジ面が均一に削れていきます（**図15**）。

先端部を特に行いたい気持ちはわかりますが、はやる気持ちを抑えて、かかと部をたっぷり削るようにしましょう。先端を尖らせやすい人ほど、かかと部をしっかり研磨するようにしましょう。

練習を行う最初のころは、かかと部だけが多少えぐれるくらい、かかと部に集中してください。イメージしたことを実感することが大切なので、数本は遠慮せずのびのびと行いましょう。

刃がまったく切れない状態に加工してある練習用ダルスケーラーを利用すると、より練習効果が上がります。

シャープニング頻度は最低でも使用毎に必ず行うようにしよう

スケーラーが使用中に切れ味が低下することも多々ありますので、その場合は、用意したスペアと交換するか、その場で研磨を行います。シャープニングストーン、テストスティックは、スケーラーと同様に滅菌して準備しておきましょう。

図14 刃を3分割してシャープニングしよう

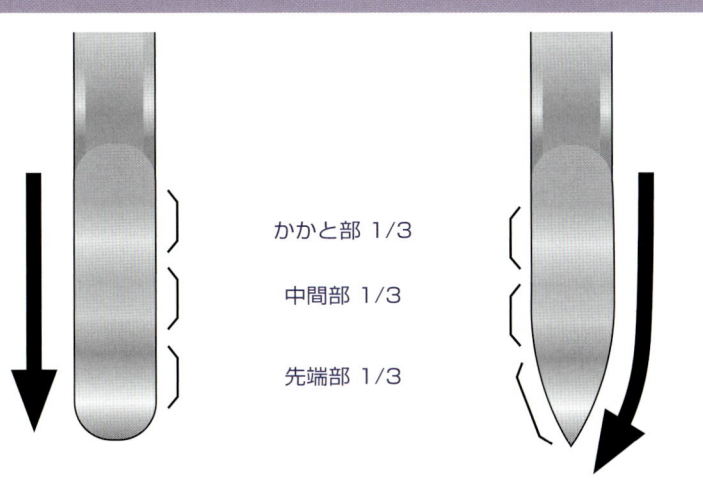

かかと部 1/3
中間部 1/3
先端部 1/3

図15 シャープニングの時間配分

かかと部	60%
中間部	30%
先端部	10%

キュレットの場合の意識的時間配分の例。

グレーシーキュレットのシャープニング（かかと部・中間部）

刃・カッティングエッジ形状は基本的に直線

グレーシーキュレットのカッティングエッジは、ある角度では湾曲して図16aのように見えますが、基本的に直線です（図16b）。

カッティングエッジを作業面に正しく接触させるときの状態で、ラインを判断します。先端部分および第一シャンクとの境界近くは必要上、多少湾曲していますが、臨床で用いる側面の部分は直線になっています。また、カッティングエッジは切れないもう片方の側面エッジと、線路のようにどこまでも平行でなければなりません。研磨時も直線的なカッティングエッジを作るようにします。

図16a　カッティングエッジは湾曲している？

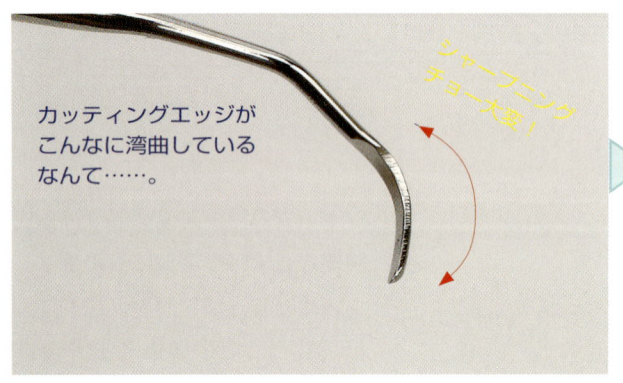

カッティングエッジがこんなに湾曲しているなんて……。

シャープニングチョー大変！

図16b　カッティングエッジは基本的には直線

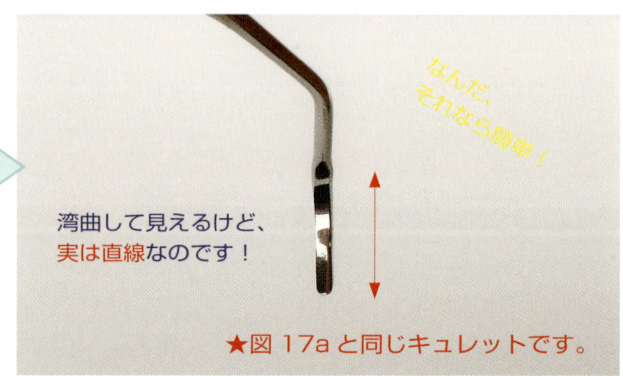

湾曲して見えるけど、実は直線なのです！

なんだ、それなら簡単！

★図17aと同じキュレットです。

刃とストーンの角度は、ピースサイン！

「刃にストーンをあてる角度がわからない」と多くの人が悩んでいます。厳密に説明すると、グレーシーキュレットの第一シャンクが70度傾いている構造上の関係で、第一シャンクとストーンの位置は40度前後で研磨を開始します。時計に直すと7分弱です。しかしこのような具体的な角度は馴染みがなく、わかりにくいものです。

実はこの角度は、「ピースサイン」または人差し指と中指で作るVサインが、第一シャンクとストーンの角度に相当するのです。

ピースサインは、左右対称に開いてください。図17では人差し指の方向が第一シャンクと重なり、中指がストーンと重なります。両指の真ん中に中心線が来るようにします。

うまくピースサインができているかは、身近な人に確認してもらうとよいでしょう。

図17　刃とストーンの接する角度はピースサインで確認

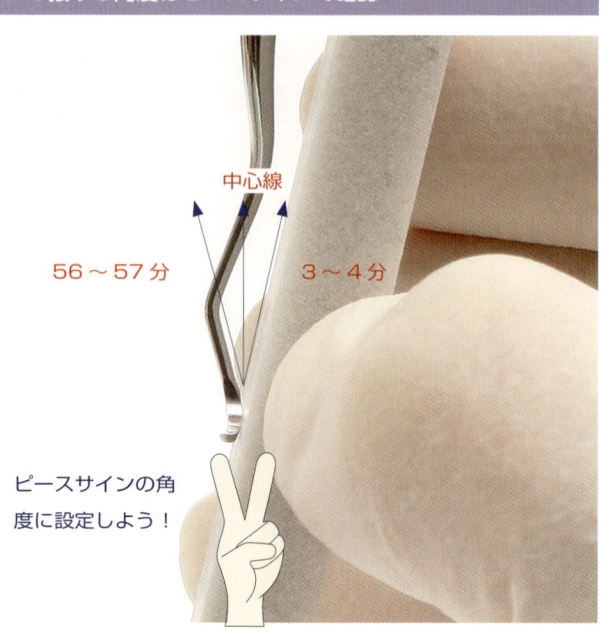

中心線
56〜57分
3〜4分
ピースサインの角度に設定しよう！

98

5 シャープニングテクニック

実践！ グレーシーキュレットのシャープニング（図18）

①キュレットは利き手と反対で、ストーンは利き手で持ちます。

②キュレット上部を把持します。親指で第一シャンク、残り４本指で軽くアッパーシャンクからハンドル上部を握るような形です。強く握りしめないように注意してください。

③ストーンは４本指と親指の先端で把持し、中心あたりに刃側面を軽く押し当てます。

④この時、刃の側面全面がストーンに接触するようにしますが、刃の先端に近い方のストーン面をわずか浮かせるようにすることがコツです。ストーンは刃のかかと寄りの方により密着させます。こうすることで、意図的に行おうとしているかかと部からの研磨をやりやすくしてくれます。

⑤第一シャンクの延長線とストーンのラインは左右対称のＶ字のピースサインになるようにします。ハンドルと第一シャンクを混同しないように！　多くの人はここで間違えてしまいます。

⑥刃のかかと部から 意識的に研磨を始めてください。練習の際は、かかと部だけが大きく削れ過ぎるくらいでちょうどよいでしょう。

⑦ストーンの動きは常に直線の軌跡を描き、ストーン全長を使った大きなストロークで行います。

⑧徐々に先端へストーンを移動します。このとき絶対ストーンの角度を曲げないで、そのまま平行移動を心がけます。イメージとしては、奇数番号の場合は、ストーンが直線的に自分に徐々に向かってくる感じ、偶数番号の場合は、ストーンが直線的に手前から徐々に離れている感じになります。

⑨先端部のシャープニングは☞ P 101 参照

図18　グレーシーキュレットのシャープニングの仕方

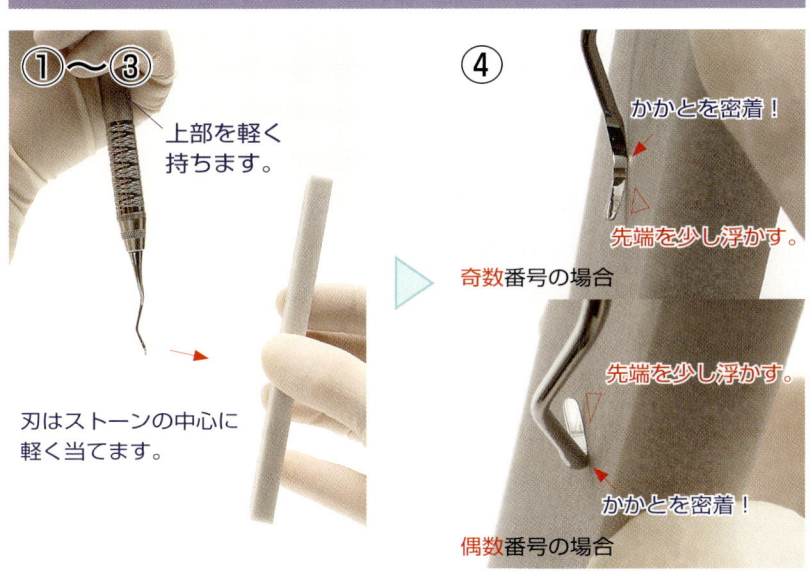

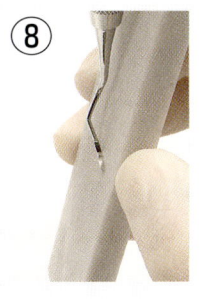

①〜③ 上部を軽く持ちます。
刃はストーンの中心に軽く当てます。

④ かかとを密着！　先端を少し浮かす。
奇数番号の場合
先端を少し浮かす。　かかとを密着！
偶数番号の場合

⑤ ピースサインの角度になるように！

⑥ & ⑦ 直線状に大きくストロークして研磨しよう！

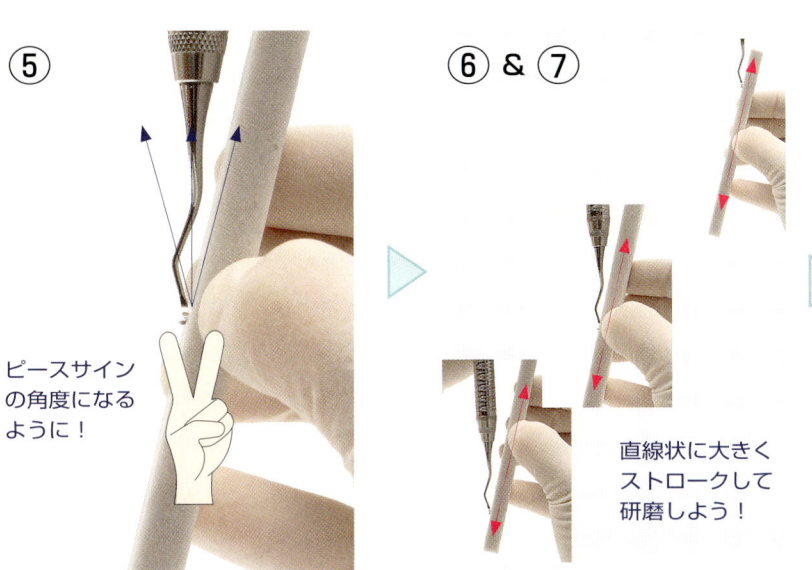

⑧ 徐々に刃の先端に向けてストーンを移動させましょう。

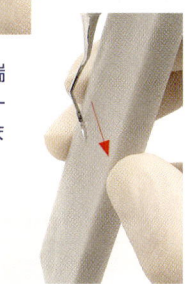

※写真は右利きの例。左利きの場合は左右が逆転します。
※アーカンサスストーンを使用していますが、撮影のためオイルは使用していません。シャープニング時はオイルを使用しましょう。

シックルスケーラー＆ユニバーサルキュレットのシャープニング（かかと部・中間部）

①グレーシーキュレットの研磨に使用するピースサインの真ん中に垂直線を入れたものが、シックルスケーラーとユニバーサルキュレットの第一シャンクに相当します。ストーンの角度に変化はなく、グレーシーキュレットの時と同じ角度を用います。

②グレーシーキュレットの場合と同様に、研磨は先端からではなく、刃のかかと部分から開始し、最後に先端部分行うようにします。

③研磨の時間配分は、ユニバーサルキュレットの場合、かかと部（6割）、中間部（3割）、先端部（1割）で行います。

シックルスケーラーの場合は、かかと部、中間部、先端部をそれぞれ1／3ずつの均等時間配分で研磨をします。

④先端部のシャープニングは☞P101参照

図19　シックルスケーラー＆ユニバーサルキュレットのシャープニングの仕方

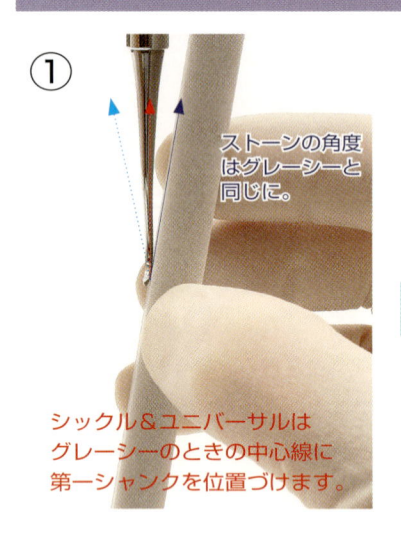

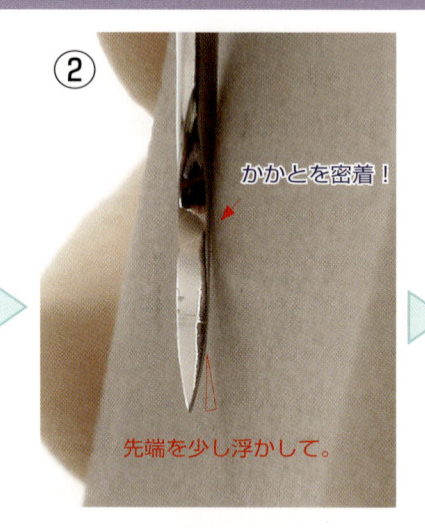

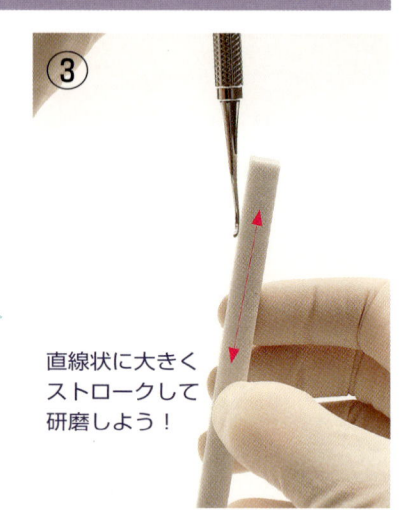

① ストーンの角度はグレーシーと同じに。
シックル＆ユニバーサルはグレーシーのときの中心線に第一シャンクを位置づけます。

② かかとを密着！
先端を少し浮かして。

③ 直線状に大きくストロークして研磨しよう！

※写真は右利きの例。左利きの場合は左右が逆転します。
※アーカンサスストーンを使用していますが、撮影のためオイルは使用していません。シャープニング時はオイルを使用しましょう。

> **！アドバイス　上達するためのコツ**
>
> 　シャープニングの修得に関する限りでは、グレーシーキュレットのシャープニングの仕方をマスターした後に、シックルスケーラーを学んだほうが、簡単で覚えやすいことがあります。その理由は、
> ・カッティングエッジや刃全体の構造がシックルスケーラーの方が多様で複雑なため、難しい
> ・シックルスケーラーの研磨手法からグレーシーキュレットへの応用ができないこと
> にあります。意外と思うかも知れませんが、グレーシーキュレットの刃の構造がきわめてシンプルであり、研磨が簡単で、シックルスケーラーの研磨への応用も容易になります。
> 　ユニバーサルキュレットは、グレーシーキュレットとシックルスケーラー双方とも共通点があるため、研磨時はそれぞれのやり方を部分部分で取り入れる必要があります。ストーンのあてる角度はシックルスケーラーと同様にし、カッティングエッジのラインはグレーシーキュレットのように一直線上に作ります。

先端部のシャープニングの仕方

グレーシー＆ユニバーサルキュレットの先端部のシャープニングの仕方（図20）

①刃の先端を自分の利き腕の方向へ向けます（右利きの場合は右方向）。刃の内面は床と平行になっている状態です。

②ストーンを、時計でいう1～2時の方向に傾けて、上下方向の軽いストロークを行います。

③刃の先端は、図のⓐ→ⓑ→ⓒ→ⓑ→ⓐの順番で、まず先端部をまんべんなく行います。

刃側面の研磨が進むにつれて実際に尖ってくる箇所は先端の1ヵ所になるので、その部分を滑らかなカーブにするように集中して行います。

図20　グレーシー＆ユニバーサルキュレット先端部のシャープニングの仕方

ⓐ 内面は床と平行に。ストーンは1～2時に傾けます。

ⓑ なめらかなカーブを意識しながら！徐々に先端に移動。ストーンをじわじわと回転！

ⓒ ぐるりと一周！なめらかに！ⓐと反対側を研磨するイメージで。ストーンをじわじわと回転！

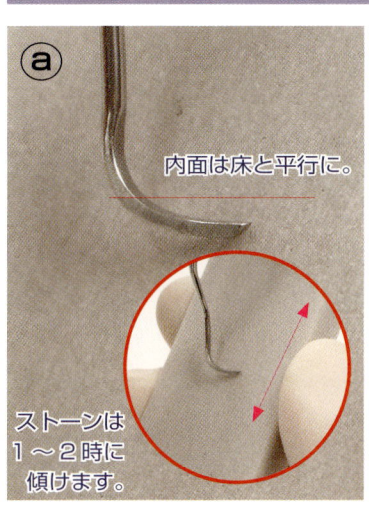

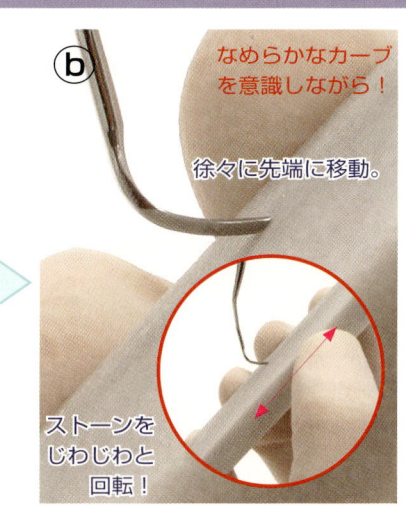

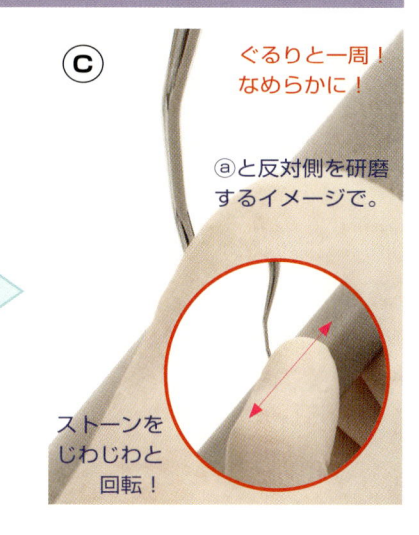

※写真は右利きの例。左利きの場合は左右が逆転します。
※アーカンサスストーンを使用していますが、撮影のためオイルは使用していません。シャープニング時はオイルを使用しましょう。

> **! アドバイス　先端部の処理のコツ**
>
> 先端部は、研磨ではなく、尖っている部分の形成を行うつもりで力を入れず、やりすぎに注意してください。
> 　この先端部の形成は、シャープニングごとに毎回行う必要はなく、3～4回に1度のタイミングで十分でしょう。

シックルスケーラーの先端部のシャープニングの仕方（図21）

シックルスケーラーでは、先端1/3ではストーンを刃の内面に合わせて自然に曲げるように行います。

図21　シックルスケーラー先端部の仕方

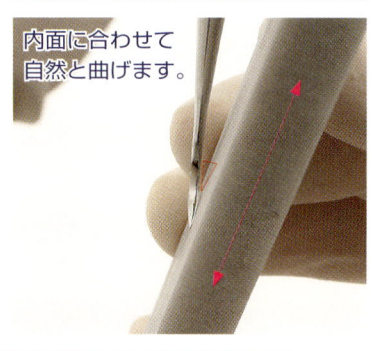

内面に合わせて自然と曲げます。

> **! アドバイス　シャープニングする順番も意識して！**
>
> シックルスケーラーのシャープニングを終えたあと、キュレットのシャープニングを行う場合、無意識的にストーンが先端に向かうにつれて曲がってしまう危険性があります。同時に行う場合は、キュレットを先に行う方がよいでしょう。

さくいん

アルファベット

Bleeding on Probing　19, 26
Clinical attachment level　24
PMTC　12, 25
Probing pocket depth　24

あ

アーカンサスストーン　95, 96

い

インスツルメンテーション
　　　　　　12, 43, 44, 67
インディアストーン　96
インプラント治療　80

え

エアロゾル　82
エキスプローラー　18
遠心根　42

お

汚染根面　23
汚染セメント質　21, 27

か

回転ストローク　58
かかと部　46, 47, 55, 56, 57, 90, 91, 97, 98, 100
カッティングエッジ　30, 38, 39, 46, 47, 59, 79, 81, 85, 90, 91, 98

き

キャビテーション　65
キュレット　85
頰側面　48
近心根　42

く

隅角部　47, 48, 56
グレーシーキュレット　30, 31, 33, 90, 91, 92, 94, 98, 99

こ

口腔外レスト　36, 52, 74
口腔清掃指導　24
コンタクトポイント　54, 55, 56
根分岐部　42, 67
根面　37, 43

さ

細菌感染　13
細菌性プラーク　13
サイドポジション　34, 51
作業角度　37, 57

し

歯周組織　13
歯周治療用器具操作　12
歯周ポケット　13, 17, 26, 32, 37, 39, 40, 61, 67, 68, 76, 77
歯周ポケット底　17, 32, 37, 38, 55, 57, 58, 76, 77
歯髄刺激　82
歯石　13, 16, 23, 27, 43

歯石探知　12, 18
シックルスケーラー
　　　　　　90, 94, 100
歯肉縁下　13
歯肉縁下スケーリング　69
歯肉縁下プラーク　23, 27
歯肉縁上　13
歯肉縁上スケーリング　68
歯肉縁上プラーク　27
歯面研磨　67
シャープニング　12, 81, 84, 86
シャープニングオイル　95
シャープニングストーン　95
シャンク　30, 31, 32, 76
小臼歯　40, 41, 42
上皮付着性プラーク　17
人工物　67, 82
診査　12
振動音　78

す

スケーリング　20, 27, 75
スケーリング・ルートプレーニング　12, 21, 22, 23, 26, 27
スケーリングストローク　38
ステイン　67, 69
ストローク　38, 58

せ

セメント-エナメル境　17, 55
セメント質　21
セラミックストーン　95, 96
前歯　40
先端部　46, 47, 56, 57, 90, 97, 101

さ

そ

- 象牙質…………………… 21, 23
- 装着……………………………… 71
- 挿入幅…………………………… 56
- 挿入方法………………… 37, 54, 76
- 側方圧…………………………… 78
- 側面……………………………… 90
- 粗造感……………………… 18, 19

た

- 第一シャンク……… 30, 37, 38, 40, 41, 42, 46, 47, 57, 89, 90
- 大臼歯……………………… 41, 42
- 対合歯レスト………… 36, 53, 74
- 第二シャンク…………………… 30
- ダイヤモンドチップ…… 66, 67

ち

- チップ………………………… 66, 70
- 中間部…………… 97, 98, 100
- 注水ボトル……………………… 66
- 超音波…………………………… 64
- 超音波スケーラー…… 23, 25, 66

て

- 適応部位………………… 31, 49
- テストスティック… 92, 93, 94, 95
- デブライドメント……… 19, 23, 24, 25, 26, 27, 59, 67
- 電磁波…………………………… 82

と

- 動機付け………………… 24, 27
- トラブル………………………… 82

な

- 内毒素…………………………… 21
- 内面………………………… 37, 90, 91

は

- バーティカルストローク…… 38
- パームアップ…………… 33, 50
- パームダウン…………… 33, 50
- バイオフィルム
  …………… 13, 14, 15, 17, 43
- 背面………………………… 90, 91
- 刃先……………………………… 55
- バックポジション……… 34, 51
- パワー…………………… 70, 75, 82
- 反対側レスト…………… 35, 74
- ハンドピース…………… 66, 71
- ハンドル………………………… 32

ひ

- 引き上げストローク………… 58
- 微細振動………………………… 65
- 非付着性プラーク……………… 17
- 病的セメント質………… 21, 23

ふ

- 複根歯…………………………… 42
- 付着性プラーク……………… 17
- プラーク……………… 14, 16, 17
- プラークコントロール
  ……………………… 25, 26, 27
- プラスチックチップ…… 66, 80
- 不良肉芽組織………………… 23
- プローブ……………………… 18
- フロントポジション…… 34, 51

へ

- ペリオドンタルインスツルメンテーション……………… 12, 13

ほ

- ポケット内ストローク…… 39
- ポジショニング……… 34, 51, 72
- ホリゾンタルストローク 38, 39

め

- メインテナンス………… 75, 80
- メタルソフトチップ…… 66, 67

も

- モード……………………………… 75

ゆ

- ユニバーサルキュレット…… 46, 47, 48, 49, 50, 90, 94, 100
- ユニバーサルキュレットチップ
  ……………………………… 66

り

- 隣在歯レスト…………… 35, 52
- 隣接面…………………………… 48

る

- ルートプレーニング………… 21
- ルートプレーニングストローク … 38

れ

- レスト… 35, 36, 52, 53, 73, 74

クインテッセンス出版の書籍・雑誌は、歯学書専用
通販サイト『歯学書.COM』にてご購入いただけます。

PCからのアクセスは…
歯学書　検索

携帯電話からのアクセスは…
QRコードからモバイルサイトへ

QUINTESSENCE PUBLISHING
日本

歯科衛生士臨床のためのQuint Study Club
プロフェッショナルケア編①
新人歯科衛生士のためのペリオドンタルインスツルメンテーション
ハンド＆超音波スケーラーの基本操作とシャープニングテクニック

2008年4月10日　第1版第1刷発行
2018年2月28日　第1版第4刷発行

監　　修　　沼部幸博（ぬまべ ゆきひろ）

著　　者　　伊藤　弘（いとう ひろし）／藤橋　弘（ふじはし ひろし）／安生朝子（あんじょう あさこ）
　　　　　　長谷ますみ（ながたに ますみ）／田島菜穂子（たじま なほこ）／風見健一（かざみ けんいち）

発 行 人　　北峯康充

発 行 所　　クインテッセンス出版株式会社
　　　　　　東京都文京区本郷3丁目2番6号　〒113-0033
　　　　　　クイントハウスビル　電話（03）5842-2270（代表）
　　　　　　　　　　　　　　　　　　（03）5842-2272（営業部）
　　　　　　　　　　　　　　　　　　（03）5842-2279（編集部）
　　　　　　web page address　http://www.quint-j.co.jp/

印刷・製本　サン美術印刷株式会社

Ⓒ2008　クインテッセンス出版株式会社　　　　　禁無断転載・複写
Printed in Japan　　　　　　　　　　　　　落丁本・乱丁本はお取り替えします
ISBN978-4-7812-0006-4　C3047　　　　　　　定価は表紙に表示してあります